힐링을 위한

신체활동과 건강

허유섭 · 신재숙 · 이경렬 지음

힐링을 위한
신체활동과 건강

초판 1쇄 인쇄 2014년 8월 22일
초판 2쇄 발행 2015년 8월 28일

지은이 허유섭·신재숙·이경렬 | **펴낸이** 박재규 | **펴낸곳** 경남대학교 출판부

주소 경남 창원시 마산합포구 경남대학로7(월영동) | **전화** 055) 249-2074 | **팩스** 0505) 999-2115
전자우편 ko10@kyungnam.ac.kr | **홈페이지** www.kyungnam.ac.kr/press

값 8,500원 | **ISBN** 978-89-8421-369-2-03510

| 머리말 |

힐링healing은 몸이나 마음의 치유를 한다는 의미가 있다. 모든 것에 규칙이 있고 올바른 방법이 있듯이 힐링의 방법 또한 중요하다고 생각되어진다. 그리고 힐링을 잘 할 수 있으면 심신의 건강이 유지되고 웰빙wellbing 할 수 있을 것이다.

힐링을 하고자 마음만 앞서 신체의 건강에 관심을 두고 일시적인 운동과 계획성 없이 무턱대고 운동을 수행하여 오히려 신체에 무리를 주어 독이 될 수도 있을 것이다. 그러므로 운동을 실시할 때 먼저 자신의 심신 상태를 정확히 살펴 알고, 자신에게 알맞은 운동을 선택 할 줄 알아야겠다. 이 책의 가장 중요한 부분이라고 할 수 있다.

이 책의 구성은 현대 사회에서 건강증진과 체력 향상에 따른 운동의 중요성을 인식하고 신체 활동이 부족한 생활습관으로 발생되는 생활습관병의 기전과 증상, 운동을 통한 개선방법들을 소개하고 있으며 생활습관병에 대한 다양한 정보를 제공하며 이를 극복하기 위한 영양학적 가치를 활용하는 방법들을 인지하고, 운동 수행 시 활용 할 수 있을 것이며, 자신의 신체구성과 체력에 알맞은 적절한 운동을 구성할 수 있고 이를 체계적으로 수행 할 수 있을 것이다. 그리고 마지막으로 신체활동과 운동을 수행하면서 발생 할 수 있는 운동 상해를 예방하는 방법과 부상 발생 시 대처하는 방법, 재활하는 과정을 서술해 두었으므로 신체활동과 운동 시 나타나는 응급 상황들을 적절히 대처 할 수 있을 것이다.

대학생을 비롯한 일반인들에게 힐링을 위한 신체활동과 건강의 정보를 수록하고 실제 운동을 시작하기 전에 적절한 계획을 수립하여 실천할 수 있도록 돕는 운동 지침서로서, 실제 운동에 필요한 기본적인 지식과 방법을 제공하여 효과적으로 신체적성과 건강을 향상시키고, 나아가 자신에게 주어진 일상생활의 역할과 즐거운 여가활동을 원만하게 할 수 있도록 도와줄 것이다.

또한 이 책의 완성을 위해 공동 작업에 최선을 다해 주신 이경렬 교수님, 신재숙 박사님 그리고 물심양면으로 도와준 경남대학교 출판부에 감사의 말씀을 전하고 이 책으로 공부하는 모든 사람들이 신체활동과 건강의 중요성을 다시 한 번 인식하고, 적절한 신체활동의 장점들을 인지하고 이를 수행하기 위한 운동방법들을 꾸준히 실행하여 힐링을 겸한 건강한 삶을 누리기를 기대한다.

2014년 8월

책임저자 허 유 섭

| 차례 |

제 1 장

현대사회와 운동

1. 현대사회의 특성 _ •생활습관병 •영양과다 •신체활동 저하 •스트레스 •음주
2. 건강의 이해 _ •건강의 정의 •건강의 지표 •건강의 분류
3. 체력의 이해 •체력의 정의 •체력의 분류 •체력의 종류 •체력의 육성 •체력의 측정

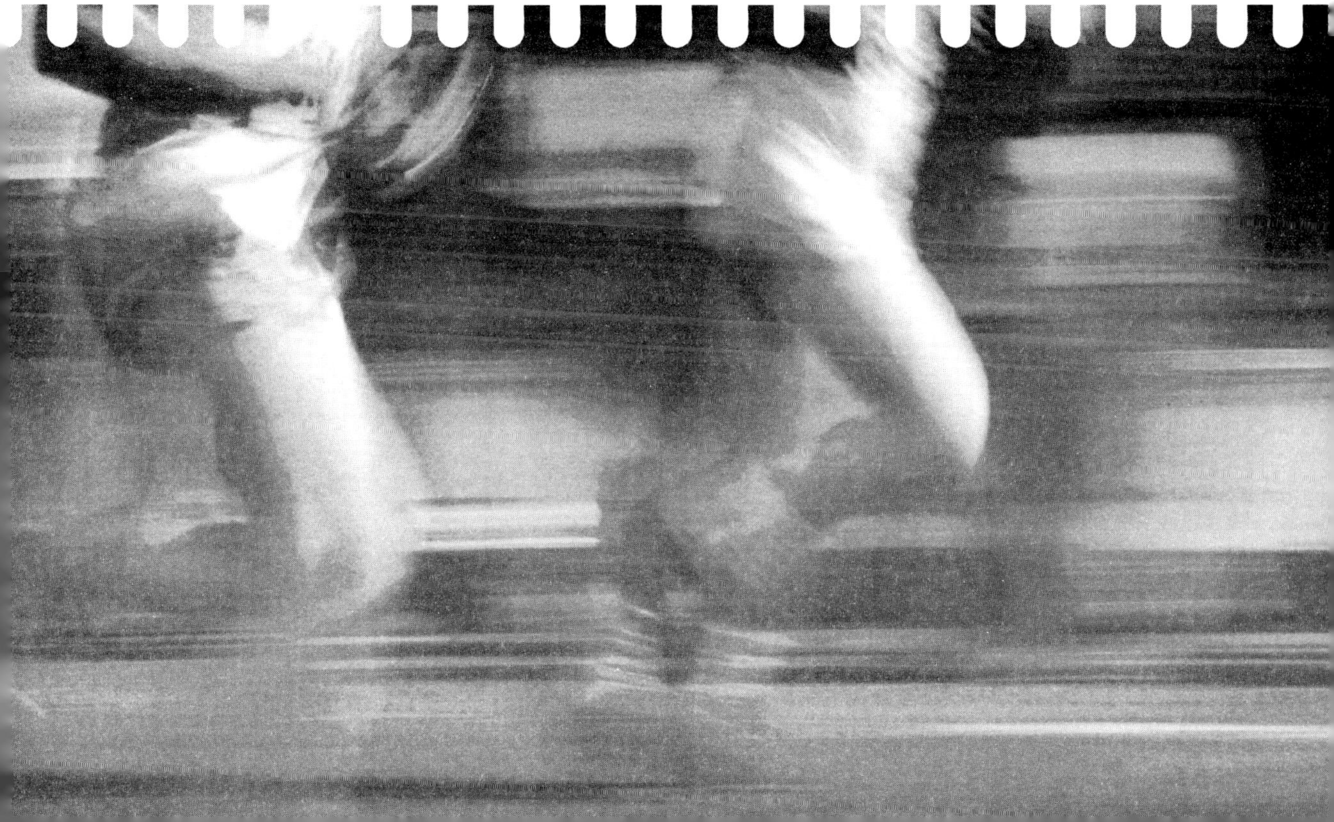

제 1 장: 현대사회와 운동

1 _ 현대사회의 특성

현대사회를 살아가는 우리는 산업과 기계문명의 발달로 인하여 편리함과 풍요로운 생활을 영위하고 있지만, 각종 공해와 스트레스로부터 침해 받는 건강침해와 신체 활동량 부족과 과잉섭취로 인한 고혈압, 당뇨병, 심혈관질환, 비만증 등 각종 성인 질환에 노출되어 삶의 질은 오히려 낮아지고 있다.

생활습관병

경제성장과 현대의학의 발전으로 수명은 늘어났지만 잘못된 생활습관으로 성인질환의 발병은 증가되고 있다. 이와 같이 잘못된 생활습관으로 인한 성인질환을 생활습관병lifestyle related disease이라한다. 생활습관병으로 당뇨병, 고혈압, 골다공증, 고지혈증 및 심혈관질환, 대사증후군, 암 등이 있다.

생활습관병은 대부분이 자각 없이 병세가 진행되어 자각했을 때는 이미 뇌졸중이나 심근경색 등 위독한 발병증상과 발작을 일으킨 뒤이며 그 결과 개인의 삶의 질은 저하되고 사회적으로도 막대한 비용을 초래하여 심각한 사회문제가 되고 있다.

2012년 우리나라의 사망률 현황을 보면 3대 사망원인은 암, 뇌혈관질환, 심장질환 순으로 잘못된 생활습관이 관련되어 있음을 알 수 있다. 이는 생활습관병의 특징을 이해하는 것이 건강을 지키는 데 무엇보다도 중요한 것임을 알 수 있다.

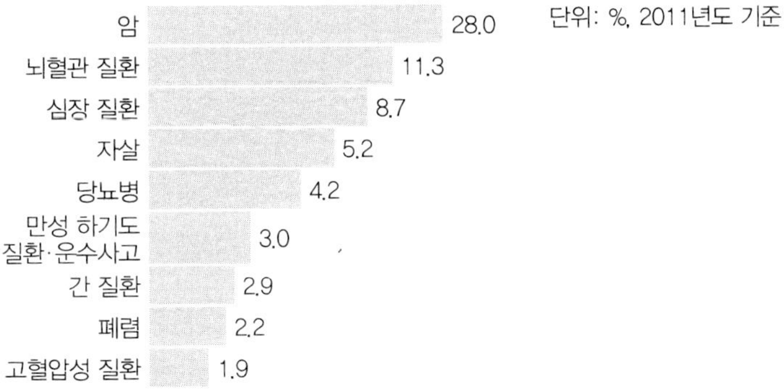

[그림 1-1] _ 한국인의 사망원인

생활습관병의 특징은 체내에 고통 없이 진행되며 급증하고 있고 원인은 불분명하고 다인성이며 개인차가 심하며 발생과 치료가 만성적이다. 이와 같은 생활습관병은 유년기부터의 잘못된 식생활, 비신체활동 생활, 운동부족, 증가된 스트레스 등이 주된 원인이라고 할 수 있다. 잘못된 생활습관으로 인한 생활습관병은 신체활동 습관의 개선과 식단의 개선 등을 통해서 예방하고 치료할 수 있다.

영양과다

최근 들어 과학 발전으로 인한 식량자원 증가는 인류에게 풍족한 식생활을 경험하게 되었고 우리나라도 몇 십 년 전부터 풍족한 식생활을 영위하게 되었다. 이와 같은 영양과다는 생활습관병을 증가시키고 인간의 식생활과 관련이 깊은 질병으로는 고혈압, 고지혈증, 심장질환, 뇌졸중, 암(대장암, 유방암, 위암), 당뇨병, 골다공증 등이 있다.

영양과다 섭취로 인하여 초래되는 비만은 고혈압, 고지혈증, 심장질환 등의 다양한 질병의 중요 위험인자라는 사실은 이미 밝혀져 있다. 따라서 비만을 개선하기 위한 방법으로 에너지 섭취량을 줄이는 방식으로의 식생활 개선은 체중 감소를 통해 비만을 개선할 수 있기 때문에 비만으로 인한 질병개선에 도움을 줄 수 있을 것이다.

에너지 섭취를 줄이기 위한 방법은 지질에너지 섭취비율 30% 초과하지 않으며,

염분섭취를 억제하며 칼륨, 섬유질, 비타민 등을 적극적으로 섭취하는 것이다.

신체활동 저하

영국의 비만유병율은 1980년대에 비해 현재 2배로 증가하였지만 같은 기간 동안 에너지 섭취량은 오히려 감소한 것으로 나타나 신체활동의 부족이 비만의 주원인임을 알 수 있다.

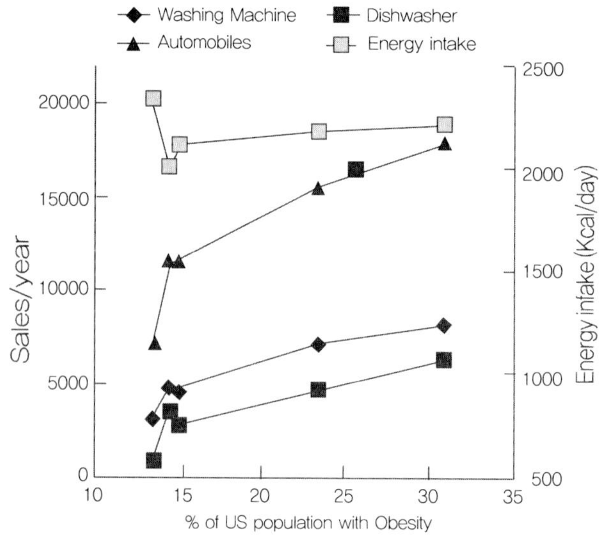

[그림 1-2] _ 가정용기계 판매량과 비만(Lanningham-Foster 등, 2006)

Lanningham-Foster 등(2006)의 연구에 의하면 미국의 비만증가율이 인간의 신체활동을 대신하는 자동화기계의 판매 증가율이과 유사함을 알 수 있다([그림 1-2]). 즉, 세탁기 판매, 식기세척기 판매가 비만 증가율과 비슷한 증가를 보였고, 특히 자동차 판매 증가와 비만율의 증가가 가장 유사하여 자동차 판매로 인한 신체활동의 부족이 비만 발생률에 가장 큰 영향을 미치는 원인임을 알 수 있다. 이와 같이 생활습관병의 원인으로 영양의 과다섭취보다 신체활동의 부족이 더 큰 원인이다.

현대인의 신체활동량 감소는 비만 발생률의 증가와 함께 생활습관병을 유발하게 되는데 신체활동량이 많은 사람은 총 사망률과 허혈성 심질환, 고혈압, 당뇨병 등의 이환율이나 사망률이 낮은 것으로 나타났다. 따라서 일상생활에서 신체활동은 이와 같은 생활습관병을 예방하고 치료하는 방법이라고 할 수 있다.

현대과학의 발전으로 자동화기계를 개발하게 되었지만 인간의 신체활동을 감소시키는 결과를 초래하여 신체활동 부족에 의한 생활습관병을 유발하게 된 것이다. 계속적인 과학기술의 발달은 더 많은 인간의 신체활동을 대신할 자동화기계를 만들어 생활습관병을 증가시킬 것으로 예상하고 있다.

스트레스

스트레스란 변화가 필요한 환경에 쉽게 적응할 수 없어 신체 및 심리가 압박을 받는 상태라고 할 수 있다. 스트레스는 생활의 일부로 불쾌감과 수치심 등을 유발하는 역기능과 생에 활력을 주고 개인을 고무시키며, 개인의 성장을 촉진시키는 순기능을 가지며, 반응에 따른 개인차가 심하고 스트레스 대처방법이 중요하다.

스트레스의 의미

과거에는 스트레스의 의미는 요구에 응하는 신체의 반응과 적응을 필요로 하는 적응욕구였으나, 현재는 오히려 심리적인 측면이 더 강조되어 심신의 적응을 구하는 것에서 야기되는 심신의 반응으로 스트레스의 의미가 받아들여지고 있다.

스트레스의 원인

스트레스의 원인은 고립, 욕구의 좌절, 갈등, 압박감으로 구분되어 나타난다. 고립은 타향살이 신세의 외로움, 고층 아파트에 생활하는 노인들과 같은 신체적 고립과 사별, 고위층의 외로움, 정서적 유대결핍으로 인한 군중속의 외로움과 같은 정서적 고립과 일거리를 상실하고 취미조차 없는 노인과 같은 직업으로 부터의 고립으로 구분할 수 있다.

욕구의 좌절은 동기나 목표 추구 활동이 저지당한 결과로 생기는 주관적인 경험으로 스트레스의 원인이다.

갈등은 동등한 힘을 가지고 서로 모순이 되거나 양립할 수 없는 동기, 태도, 가치, 목표 등이 동시에 유발되는 경우, 두 종류 이상의 가치 충돌 시 발생한다. 압박감은 조밀한 인구문제 자체가 생활공간이 협소화와 더불어 심각한 경쟁을 야기하며 사회적·경제적 차별과 같은 정신적 압박감을 받는 직종, 범죄와 폭력 등의 문제는 스트레스를 일으키는 압박감의 원인이 된다.

스트레스의 반응

스트레스 반응은 생리적인 반응과 심리적인 반응으로 구분 할 수 있다. 생리적 반응은 스트레스로 인한 교감신경계의 변화를 수반하여 소화불량, 혈압상승, 소름 끼침, 숨이 가빠짐 등의 생리적 현상이 나타난다.

캐나다의 내분비학자인 Hans Selye에 의해 밝혀진 바에 의하면 다른 스트레스를 받더라도 신체적 증상이 유사하게 나타나게 되는데 이를 일반 적응 증후군(GAS: general adaptation syndrome)이라 부르고 그 과정을 경고반응기, 저항기, 피빙기로 나누고 있다.

첫째. 경고반응기alarm reaction stage는 쇼크단계shock stage와 반 쇼크단계counter-shock stage로 구분된다.

쇼크단계는 자극에 대해 유기체가 일시적으로 위축되는 시기이다. 반 쇼크단계는 그러한 자극에 대해 적응 에너지adaptation energy를 사용하는 시기로 아드레날린adrenaline과 코티졸cortisol이 분비된다. 내분비계의 활동이나 자율신경계의 교감신경계 활동 증가는 호흡의 증가, 동공확대, 땀의 분비 증가, 근긴장, 전율감, 혼란함 증가, 정서적 불안 증가 등의 현상이 관찰 가능할 정도로 나타난다. 또한 육안으로 관찰하기는 어렵지만 아드레날린의 증가, 내장의 혈관수축, 시각감소 등의 현상이 나타난다. 단기 스트레스의 경우 이 방어체계가 성공적으로 작동하면 신체는 정상적으로

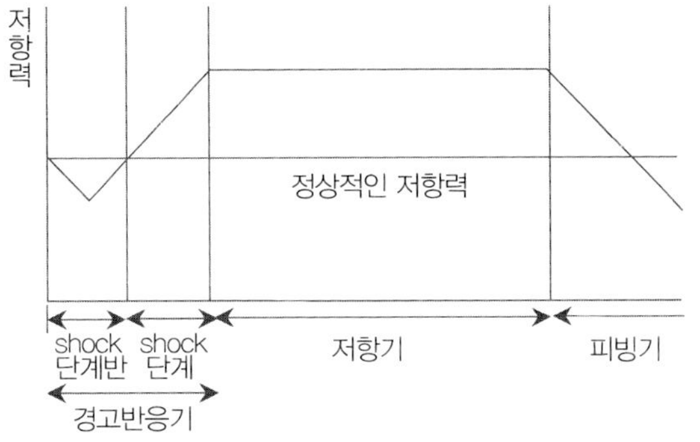

[그림 1-3] Selye의 스트레스 반응

돌아가 이 단계로 종료된다. 하지만 스트레스가 계속 존재할 경우 다음의 저항단계로 이행된다.

둘째, 저항기resistance stage는 인체가 스트레스 자극에 적절히 대처를 하게 됨에 따라 특별한 반응상태가 나타나지 않으며, 겉으로는 유기체가 스트레스 상황에 잘 적응하고 있는 것처럼 보인다. 이 단계에서 스트레스가 사라지면 다시 인체는 정상 수준으로 복원된다. 그러나 스트레스 상황이 지속되면 다음 단계인 탈진단계에 이르게 된다.

셋째, 피빙기exhaustion stage에서 지속적 스트레스는 적응 에너지의 고갈로 이어지고 이로 인해 질병이나 사망의 형태로 나타난다. 심리적으로 자포자기나 우울감이 생긴다.

심리적인 반응은 복잡한 인간관계, 힘든 입무와 일, 힘든 선택, 현실의 냉혹함 등이 스트레스의 심리적인 반응을 일으키는 원인이며 심리적인 반응은 재앙증후군, 무력감, 우울감의 형태로 나타난다.

재앙증후군은 일시적인 정서적 혼란을 나타내는 증후군으로 망연자실을 동반하며 피동적이게 된다. 그 단계는 쇼크단계, 암시단계, 회복단계로 형성되며, 쇼크단계는 반응이 일시 정지하는 현상이 나타나는 단계이며 암시단계는 지시나 명령에 수동적으로 따르게 되는 단계이고 회복단계는 감각과 정신이 상당 수준 회복되는 단계이다.

무력감은 학습과 연습의 결과로 스트레스 상황에 성공적으로 대처하는 학습방법을 학습하지 못하여 어떤 일을 하든지 아무런 변화가 없음을 계속해서 경험 할 때 무력감이 생긴다.

우울감은 스트레스를 거치면서 정서적으로 우울해지거나 열등감, 후회감을 경험하게 된다. 외생적 우울증은 실연, 선생님의 야단과 같은 외적 스트레스에 의한 것이고, 내생적 우울증은 정신병적 우울증과 같은 내적 스트레스에 의한 것이다.

스트레스의 적응

스트레스의 적응 방법에는 직접적 적응과 방어적 대처가 있다. 직접적 적응은 불편하고 긴장된 상황을 변화시키기 위해 취하는 행동으로, 욕구가 좌절되었을 때 상황을 반전시키거나 자신의 목표를 수정 또는 포기하는 방법으로 직면, 타협, 철수가 있다.

방어적 대처는 갈등을 해소하려는 무의식적·심리적 반응으로 문제를 직접 다루기보다는 방어기제를 사용하여 갈등장면을 회피하는 방법이다.

방어기제는 불안과 긴장을 직접적으로 해소하는 길이 불가능할 때 우리는 자아를 보호하기 위해 사용하게 되는 데 합리화, 투사, 억제, 억압의 기만형 기제와 보상, 치환, 반동형성, 승화와 같은 대체형의 기제와 공상, 퇴행, 거부, 동일 시, 현실부정, 운동성 히스테리와 회피형의 기제가 있다.

이러한 방어기제의 사용은 스트레스나 불안에 대처하기 위해 어느 정도의 사용은 적응 위해 필요하나 지나치게 사용하거나 습관화가 되면 이상행동의 원인이 되기도 한다.

효율적인 스트레스 대처방안

스트레스를 야기하는 대상이나 원인에 대한 공격을 함으로써 자신을 보호하고 스트레스를 표현함으로써 자신을 객관화 할 수 있고 다른 사람의 반응을 통하여 문제 해결 단서를 찾을 수도 있다. 이러한 스트레스의 대처방안은 공격적 대처, 철회와 조절, 긴장완화 반응이 있다.

공격적 대처에는 긍정적 공격, 부정적 공격, 유머가 있다. 긍정적 공격은 개혁을 위한 노력, 연구, 도전이 될 수 있다. 부정적 공격은 남에게 심신의 위해를 가하는 것이다. 유머는 자신의 공격 감정을 편리하게 표현할 수 있을 뿐만 아니라 상대방으로부터 보복을 최소화 가능한 대처방법이다.

철회와 조절은 스트레스가 되는 과제에 대해 적절히 철회하고 조절함으로서 스트레스에 대처한다. 과제 지향적으로 스트레스에 대처하는 사람들은 자기지향적인 사람늘 보다 훨씬 융통성이 있고 사태를 유연하게 해결할 수 있다. 추구 할 가치가 없거나 목표 달성이 불가능하다면 적절히 목표 변경하는 것이 스트레스 해소에 도움을 준다.

긴장완화 반응은 알코올, 진정제, 참선, 요가 등 자기숙달을 통한 해소로 스트레스에 대처하는 반응이다.

이러한 스트레스 대처방안 중 효율적인 스트레스 대처방안의 기본자세는 스트레스를 인생의 불가피한 일부로 받아들이고 스트레스 자체를 인정하면서 스트레스를 해결 할 수 있는 문제로 보는 것이고, 스트레스를 하나의 성장을 위한 도전으로 받아들이는 것이다. 이러한 스트레스에 효율적으로 잘 대처 하기 위해서는 예방적 준비를 히여 개인의 대처능력을 향상시키는 것이 중요하다.

❶ 외부사건에 대한 스트레스 대처

외부의 요구가 너무 많거나 없을 때 어떻게 해야 할지 모르고 급변한 변화가 생길 때 자전과 갈등의 위협을 느끼고 압박을 받게 된다. 과도한 업무 부담으로 인한 스트레스 대처방안은 업무의 우선순위 결정하고 결정을 즉시 내리는 습관을 길러야 한다. 생활변화로 인한 스트레스 대처방안은 불가피한 변화는 빨리 수용하고 이에 적응하는 것이 최선책이고 통제가 가능한 변화는 불가피한 변화에 적응 할 때까지 변화를 미루는 것이며 상황의 불확실성으로 인한 스트레스 대처방안은 정보습득 후에 도전하는 것이고 새로운 상황에 익숙해지도록 행동하는 것이다.

❷ 스트레스에 대한 개인적인 대처능력

동일한 스트레스라도 개인이 그 스트레스의 사건을 어떻게 받아들이는가에 의해서도 영향을 미친다. 스트레스의 개인적인 능력으로는 성격적인 요소, 개인의 내부 규칙과 사고방식이 있다.

성격적인 요소는 개인의 성격에 따라 스트레스에 대한 영향력은 다르다. 이러한 성격적 요소는 모든 사건의 원인과 책임이 자기내부에 있다고 믿고 정보를 추구하고 적극적으로 대처하는 내통제와 모든 사건의 원인이나 책임이 우연이나 운명, 외부 요인에 있다고 믿고 쉽게 위협을 느끼고 무기력한 반응을 보이는 외통제가 있다.

효율적으로 스트레스에 대처하기 위해 개개인이 가지고 있는 내적인 규칙을 의식하는 것이 필요하고 규칙이나 사고방식을 수반하는 생각들을 검토하여 이러한 규칙들을 남들과 토론함으로서 현실적이고 객관적인 규칙과 사고방식을 갖게 된다. 또한 규칙을 논박 해 본다. 즉 내가 왜 해야 하지? 하며 자신과의 대화를 한다. 규칙을 바꿈으로서 좀 더 합리적이고 현실성 있는 사고방식으로 전환한다.

❸ 스트레스에 대한 사회적 지지

타인이나 사회기관의 도움을 받는 스트레스 대처를 사회적 지지라 하고 스트레스로 인한 피해를 최소화시키는 완충장치이다.

사회적 지지는 개인이 스트레스 상황에 직면하여 불안하고 긴장 했을 때는 심리적 상태를 공감 해 주는 사랑과 애정 그리고 관심 표명한다. 그로 인하여 안정감을 유지하고 자신감을 강화시켜 스트레스에 대처 할 수 있는 힘을 제공하게 되어 정서적 지원으로 작용하게 된다. 대학의 상담 기구에서 제공하는 정보적 지원, 사회의 물질적 원조, 봉사활동을 제공하는 기관의 업무들은 사회적 지지의 방법의 방법이다.

음주

우리나라 보건 복지부에서 정한 알코올성 정신장애란 과도한 양의 알코올을 섭취하여 내성이나 의존이 생기는 '알코올 사용 장애'와 알코올로 인하여 인지기능이나 기분, 수면, 정신병적 증상이 생기는 '알코올 유도성 정신장애'를 알코올성 정신장애라고 한다.

국민건강보험공단이 최근 5년간(2007~2011년) '알코올성 정신장애' 질환의 건강보험 진료비 지급자료를 분석한 내용에 따르면 진료인원은 2007년 6만6,196명에서 2011년 7만8,357명으로 1만2,161명이 늘어 연평균 4.3% 증가한 것으로 나타났다.

알코올은 중추신경억제제로 뇌의 기능을 둔화시켜 수면이나 마취효과를 나타내는 중독성이 강한 습관성 약물이다. 알코올이 유발시키는 질병으로는 뇌기능 장애, 위장 장애, 간장 장애, 췌장 장애, 방향감각 상실, 기억 장애, 지능의 퇴보를 보이는 알코올성 치매, 성격 장애 등이 있으며 지속적인 알코올 사용은 뇌세포 파괴로 이루어져 두뇌 기능이 마비되며 심하면 정신질환에 이를 수 있다.

일반적으로 많은 양의 알코올을 지속적으로 섭취할 경우 위염, 지방간과 간경화, 심혈관 질환, 고혈압 등의 질병을 유발한다고 알려져 있다.

[표 1-1] _ '알코올성 정신장애' 진료인원 현황(국민보험 관리공단, 2013)

구분	2007	2008	2009	2010	2011	증가율(%)
전체	66,196	68,755	73,912	75,133	78,357	4.3
남성	53,767	55,669	60,147	60,911	63,859	4.4
여성	12,429	13,086	13,765	14,222	14,498	3.9

흡연

담배는 우리나라 인구의 약 4분의 1인 1,000만 명 이상이 피우는 것으로 추산되고 있다. 구미 선진국에서는 이미 흡연 인구가 줄고 있고, 특히 고학력층이나 사회지도

층에서의 흡연은 미개인 취급을 받을 정도로 금기시 되고 있다. 그러나 우리나라에서는 아직도 일종의 멋과 호기심과 유행 심리로 특히, 청소년층과 여성 인구의 흡연율이 증가하는 실정이다.

유해물질 함축물

미국에서 1964년 '흡연과 건강'에 관한 공중보건부의 보고서가 발표된 이후 흡연이 건강에 해롭다는 것은 너무나 잘 알려져 있다. 담배 연기에는 약 4,700여 종의 물질이 존재하는데 이중에는 기관지 섬모의 운동을 방해하고 기관지를 자극시켜 염증을 유발시키는 자극물질과 세포 내에 침투하여 암을 유발하는 40여 종의 발암 물질 그리고 니코틴과 같이 혈관을 수축시키는 혈관 자극물질 및 일산화탄소가 대기와는 비교가 되지 않을 정도로 고농도로 존재하고 있다. 따라서 흡연은 현대 사회에 있어 가장 심각한 호흡기 질환의 유발 물질이며 대기 공해가 심해짐에 따른 상승효과도 있어 건강에 심각한 문제를 초래한다.

흡연은 만성기관지염, 폐기종과 같은 만성폐쇄성 폐질환을 유발하며 폐암의 가장 중요한 원인이 되고 천식과 같은 기존의 호흡기 질환이나 직업성 폐질환을 악화시킨다. 비흡연자에 비해서 흡연자는 폐암에 걸릴 위험이 20배나 높다. 흡연은 폐암이나 만성호흡기질환의 원인이 되는 것 이외에도 건강에 미치는 영향은 너무도 크다.

생명 단축

미국의 통계를 인용하면 흡연자의 평균 수명이 비흡연자보다 6~8년 단축된다는 조사가 있다. 이것을 담배 개피로 환산하면 담배 한개피를 피울 때마다 5~6분씩 생명이 단축되는 것이다.

실제로 미국의 생명보험사에서는 흡연자의 보험료를 높게 책정하고 있으며 미국 전체에서 1년에 35만 명이 흡연과 관련하여 사망하고 있다. 또 흡연은 관상동맥질환, 동맥경화성 말초혈관질환, 고혈압과 뇌경색을 유발시킨다. 심장질환으로 인한 사망의 20%는 흡연과 연관이 있다. 조사에 의하면 흡연자는 관상동맥질환으로 인한 급사와 심근경색 그리고 부정맥의 위험률이 비흡연자 보다 4배나 높다고 보고되고 있다. 또한 흡연은 혈액의 나쁜 콜레스테롤을 높이고 좋은 콜레스테롤을 낮춘다. 흡연은 또한 소화성 궤양을 유발시키며 치유를 지연시킨다.

담배와 여성

최근 여성 흡연자가 증가하고 있는 것에 주의를 해야겠다. 흡연은 저체중아 출산, 조숙아, 자연유산, 사아, 그리고 신생아 사망과 관련이 있고 출산 시 부인과적 합병증과 애기의 육체적 그리고 지능 발달의 장애가 따른다. 미국에서 저체중아의 21~39%는 흡연에 인한 것으로 보고되고 있다.

광범위한 암의 근원

흡연은 폐암뿐 아니라 구강, 후두, 식도, 방광, 신장, 췌장, 위, 그리고 자궁경부암과도 관련이 있다. 1986년 미국 공중보건부는 간접흡연이 폐암의 원인이 된다고 발표했다. 따라서 흡연은 자기 자신뿐만 아니라 가까운 가족과 친구들에게 병을 줄 수 있다는 것을 알아야 한다. 간접흡연은 이뿐 아니라 기침, 가래, 천식악화 그리고 기관지염 등을 유발시킨다.

결론적으로 나이가 어느 정도이든지 얼마나 오랫동안 담배를 피웠든 흡연을 중단하면 성인병을 비롯한 흡연 관련 질환에 걸릴 확률이 현저히게 줄 뿐 아니라 다른 사람의 건강도 해치지 않게 된다는 것을 명심하고 흡연자는 금연하고 자라나는 청소년은 담배에 손을 대지 않도록 해야 한다.

2 _ 건강의 이해

건강의 정의

건강은 과거엔 단순히 질병이 없는 상태를 의미하였지만, 현대사회에선 그 의미가 보다 더 확대되고 있다. 1949년 세계보건 기구인 WHO의 헌법 전문에 따르면 건강이란 “Health is safe of complete physical, mental and social well-being and not merely the absence of disease or infirmity”라고 정의하고 있다. 즉, 건강이란 질병이나 불구가 없을 뿐 아니라 신체적, 정신적 그리고 사회적으로 완전히 안녕한 상태를 의미하는 것이다.

건강의 의미는 시대마다 바뀌는데 고대는 신체적 질병이 없는 상태를 중세는 신체와 정신이 완전한 상태를, 현대에는 신체적·정신적·사회적으로 완전한 상태를, 최근에 와서는 이 외에도 감정적·지능적·환경적으로도 완전무결한 상태를 건강한 상태로 보고 있다.

건강을 ‘삶의 질’Quality of life과 동일시되고 있는데 삶의 질 향상에 가장 중요한 요소가 바로 육체적·정신적 건강이기 때문이다. 즉 건강이란 인간의 삶에 있어 가장 기본이 되는 부분이며 삶의 토대를 형성하는 것이므로 현대생활에 있어 건강의 중요성은 아무리 강조해도 지나치지 않다.

현대사회에서는 건강이라는 개념보다 좀 더 광의의 개념으로 Wellness라는 단어를 많이 사용하고 있다. Wellness는 우리의 삶을 활기차고 건강하게 만들 수 있는 모든 것을 생각할 수 있다. Wellness는 단지 아무런 질병이 없는 상태를 넘어서 신체적·감정적·정신적·사회적·영적인 영역을 모두 포함하는 개념이며, 이들 5가지 영역이 서로 상호보완적인 균형과 조화를 이루고 있는 상태를 의미한다. 따라서 이 중에서 한 가지라도 빠진다면 Wellness가 생활 속에서 구현되었다고 할 수 없다.

Wellness의 5대 영역은 신체적 영역, 감정적 영역, 정신적 영역, 사회적 영역, 영적 영역으로 구분할 수 있다.

신체적 영역은 잘 먹고 운동하고 정기적으로 의료검사를 하며 나쁜 습관은 개선하는 것이다. 감정적 영역은 낙천주의, 신뢰감을 가지고 자신감을 가지며 친구와의 친밀감을 가지는 것이다. 정신적 영역은 지식, 유머감각, 호기심, 개척정신, 새로운 기술습득이다. 사회적 영역은 상대방과의 대화 기술, 친밀감 형성능력, 사회에 공헌할 수 있는 능력이고 영적 영역은 자신에 대한 믿음, 관대함, 애타주의, 측은지심이다.

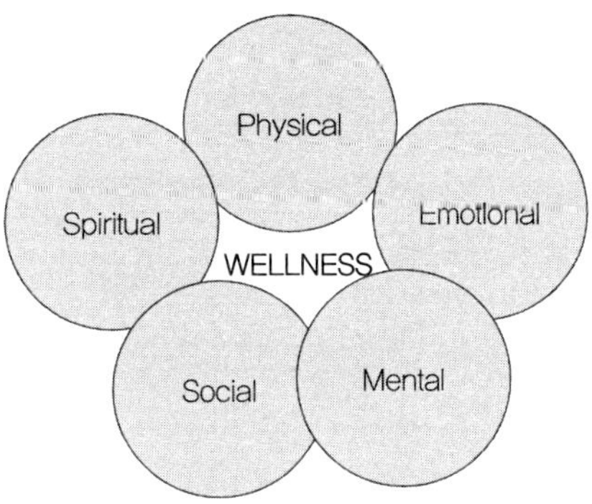

[그림 1-4] _ 5가지 영역이 조화로운 상태가 Wellness

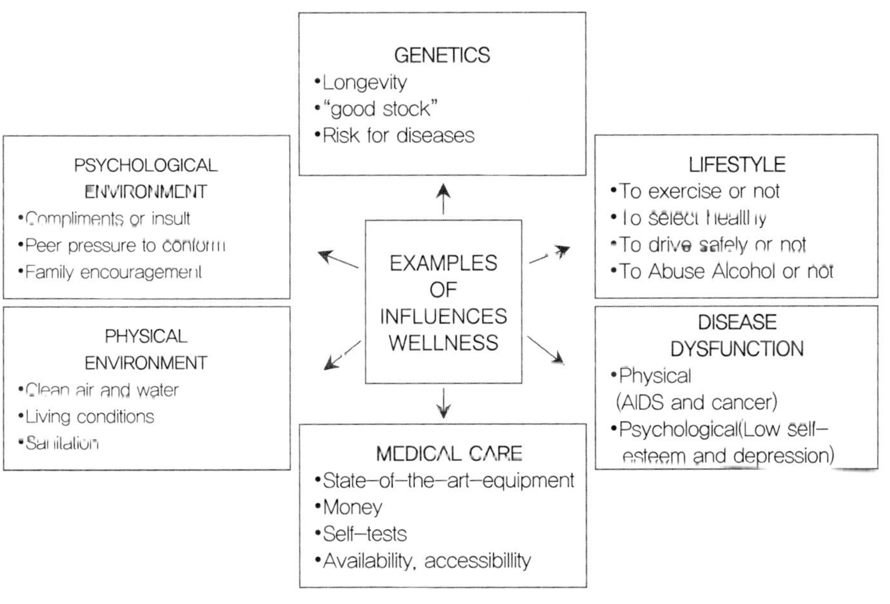

[그림 1-5] _ Wellness에 영향을 미치는 6대 요인

Wellness에 영향을 미치는 6대 요인은 유전적 요인, 생활습관, 질병과 장애, 의료생활, 물리적 환경, 심리적 환경요인으로 구분된다.

유전적 요인은 인종, 수명, 좋은 혈통이고 생활 습관은 규칙적인 운동습관과 안전사고 예방, 음주, 흡연이며, 질병장애는 에이즈와 암, 낮은 자존감과 우울증, 의료 생활은 최신 의료검사 기구, 경제력, 자가진단, 용이한 접근성. 물리적 환경은 깨끗한 공기와 물, 생활 주거조건, 공중위생이며, 심리적 환경은 칭찬과 모욕, 따돌림, 가정의 화목 등을 들 수 있다.

건강의 지표

건강지표란 인간의 건강상태, 또는 질적인 사항을 측정하는 지수와 건강관리 또는 보건관리에 관련된 제반 사항을 설명할 수 있는 지수를 말하는 것으로 기대수명, 만성질환, 위험요인, 환경, 폭력 및 학대 행위, 정신건강, 보건의료에의 접근성이 있다.

기대수명이 높을수록 건강지표는 높아지고 의학의 발전과 건강에 대한 사회의 배려가 높아질 때 기대수명도 높아진다. 만성질환은 고혈압, 당뇨, 암 등의 질환으로 우리나라 암 사망률 세계 1위이다. 만성질환의 지수가 높아질수록 건강지표는 낮아진다. 위험요인은 우리나라의 경우 알코올 소비와 여성 흡연 인구 증가 등으로 높아지고 있다. 환경은 독성물질, 방사능, 산성비, 수질해양오염, 음식물의 안전성 위협 등으로 위협받고 있으며 폭력 및 학대 행위는 미국의 경우 폭력사망률이 세계 1위이고 한국은 가정 내 폭력 심각한 수준이다. 정신건강은 사회가 발전할수록 우울증, 자폐증 같은 정신질환을 앓고 있는 사람이 늘어나고, 마약이 성행하여 정신건강을 해치고 있다. 보건의료에의 접근성은 현재 전 국민 대상 의료보험을 실시하여 의료보장을 하고 있다.

건강의 분류

건강은 제 1도부터 제 5도 건강까지 분류할 수 있나. 제1도 건강은 최고수준의 건강유지, 활기찬 생활, 건전한 사회적응, 과제의 성공 적 수행이 가능한 상태이고 자기만족과 성취감이 있는 상태이다. 제2도 건강은 병이 없고 기능장애를 가져 오거나 결함을 찾아 낼 수 없는 건강상태로 일상생활을 효과적으로 수행할 수 있다. 제3도 건강은 정상적인 범위에 들면서 병이 없고 신체기능 장애를 일으킬만한 장애는 없으나 활동적인 사회생활을 할 만한 신체적인 힘과 생활력은 부족한 상태이며, 제4도 건강은 만성감염증이나 기질적인 장애로 생활력은 낮고 심리적 부담감은 높으며 진찰과 진료를 필요로 하는 상태이다. 제5도 건강은 병이 있음이 확실한 환자로 의사의 치료를 받아야 한다.

3 _ 체력의 이해

체력의 정의

체력이란 physical fitness를 가장 많이 사용하는데 이는 신체적 적성이라고 번역되기도 한다. 체력은 인간의 생존과 생활의 기본이 되는 신체적 능력, 지적, 정서적, 사회적인 면의 적성까지 포함하고 있다.

체력이란 인간생활을 영위해 나가 데 기초가 되는 신체적 능력이라 말할 수 있다. 특히 갑작스러운 위기상황에 적응할 수 있는 힘, 에너지로써 효과적으로 신체활동을 유지할 수 있는 능력을 의미한다. 그러므로 인간은 기본적인 체력을 얻기 위해 지속적인 신체활동을 수행해야만 한다.

체력의 분류

행동체력에서 신체적 요소는 체격, 자세, 근력, 민첩성, 평형성, 협응성, 유연성, 지구성이고 정신적 요소는 의지, 판단, 의욕이다. 방어체력에서 신체적 요소는 기관, 조직의 구조, 온도조절, 면역, 적응이고 정신적 요소는 정신적 스트레스에 대한 저항력이 해당된다([그림 1-6]).

체력은 인간과 환경의 관계로부터 설명할 수 있는데, 인간이 환경에 적극적으로 대응하여 신체활동을 수행하는 능력을 행동체력이라고 하고 환경의 변화에 적응해 자신의 건강을 유지하는 능력을 방위체력이라고 한다.

행동체력은 크게 세 가지로 구분되는데 운동을 일으키는 발현능력, 운동을 오래 지속하는 지속능력, 운동을 효율적으로 조절하는 조정능력이 바로 그것이다. 행동체력은 실제생활에서 활동하는데 직접적으로 필요한 신체적 능력을 의미한다. 발현능력은 운동을 일으키는 능력이고 지속능력은 운동을 오래 지속하는 능력이며 조정능력은 운동을 효율적으로 조절하는 능력을 의미한다.

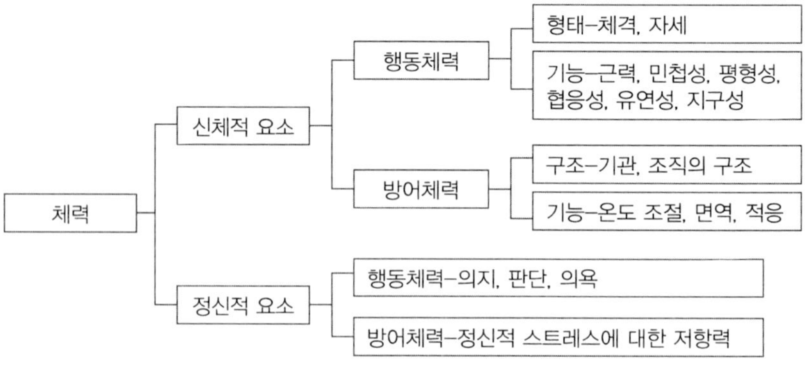

[그림 1-6] _ 체력의 분류

방위체력은 환경의 변화에 대항하여 자신의 건강을 유지하려는 체력으로 인간에게 주어지는 스트레스의 종류에 따라 기온, 기압, 습도, 가속도는 물리·화학적 방위체력이고 세균, 바이러스, 기생충은 생물학적 방위체력이며 공복, 불안, 갈증, 피로는 생리적 방위체력이며 긴장, 불쾌, 고뇌, 우울, 비애는 정신적·심리적 방위체력에 해당된다.

체력의 종류

체육학적인 관점에서의 체력은 크게 건강체력과 운동기능체력으로 구분하며, 건강체력의 요소는 심폐지구력, 근력, 근지구력, 유연성, 및 신체구성이며, 운동기능체력은 운동선수들과 관련이 있고 운동수행을 효율적으로 수행하기 위해 필요한 스피드, 순발력, 평형성, 협응력, 반응시간 등이 있다([그림 1-7]).

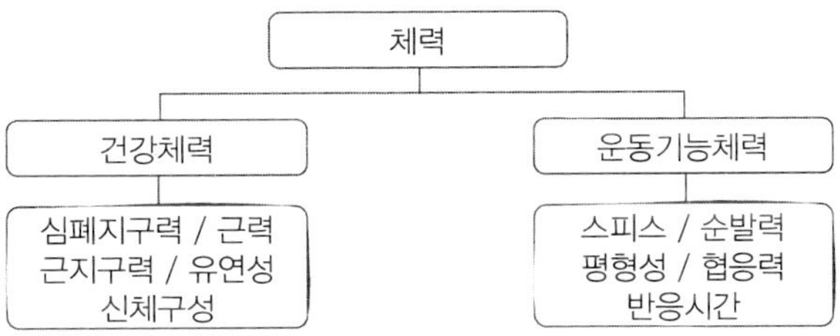

[그림 1-7] _ 건강체력과 운동체력

건강체력에서 심폐지구력은 심폐적성 능력으로 심폐지구력을 향상시키는 유산소 운동을 동해 심혈관 질환을 유발하는 위험 요인을 감소시키고 체중관리를 통하여 체지방의 증가를 억제하여 당뇨병, 심부전증, 고혈압, 고지혈증 등을 예방한다.

근력은 근육의 수축에 의해 발생되는 힘을 의미하고 근지구력은 같은 동작을 지속적으로 수행할 수 있는 능력을 말하며, 유연성은 관절의 가동 범위를 나타내는 능력을 말한다. 저항성 운동과 유연성 운동을 통하여 요통, 면역기능 감퇴 예방, 근력 부족으로 인한 피로 등을 예방, 치료할 수 있다. 신체구성은 인체를 이루고 있는 뼈, 근육량, 지방량 및 수분량 등을 총괄하여 지칭하는 용어로 체성분, 신체조성, 혹은 신체구성이라고 불리 우는 인체의 총체적인 의미로 사용될 수 있다.

운동기능체력의 종류는 신속하게 움직일 수 있는 능력인 스피드와 빠르게 큰 힘을 낼 수 있는 능력인 순발력, 정·동적 상태에서 몸의 균형을 유지하는 능력인 평형성, 신체의 각 부위가 조화를 이루면서 원활하게 움직일 수 있는 능력인 협응력이 있으며 신체의 방향을 신속하게 바꿀 수 있는 능력인 민첩성과 빛, 소리, 접촉 등과 같은 자극에 반응하는 시간인 반응시간이 있다.

체력의 육성

체력 육성의 원리는 과부하의 원칙, 점진성의 원칙, 반복성의 원칙, 개별성의 원칙이 있다.

과부하의 원칙은 어느 기관의 기능을 발달시키기 위해서는 일상 수준이상으로 그 기능을 발휘 할 필요가 있으며, 이러한 과정을 일정기간이상 계속하거나 반복하게 되면 그 기능은 발달 하게 된다. 점진성의 원칙은 가벼운 부하의 운동을 계속하면 그 부하는 항상 평형상태를 유지하므로 기능을 발달시키기 위해서는 점차 부하를 높여야 한다. 반복성의 원칙은 정기적인 반복을 해야 체력육성의 효과가 있으며 개별성의 원칙은 개인의 체력, 기호, 건강, 그 밖의 특수조건에 맞추어 운동 실시 해야 한다는 원칙이다.

체력육성을 위한 올바른 운동방법은 올바른 운동 종류, 강도, 시간, 빈도에 맞추어 행하여야 안전하고 건강에 효율적이다.

운동의 종류는 유산소 운동과 무산소 운동으로 나눌 수 있는데 유산소 운동은 건강증진을 위한 운동으로 전신의 큰 근육을 지속적으로 사용하여 심폐기관에 자극을 주는 지구성운동으로 걷기, 조깅, 수영, 자전거타기, 등산 등이 있다. 무산소 운동은 짧은 시간에 큰 힘을 필요로 하는 운동으로 역기, 단거리 달리기가 있다.

운동의 강도는 심폐기능에 자극을 줄 정도의 자극이어야 효과가 있고 안전해야 한다. 맥박수를 이용하여 운동 강도를 설정하는 방법은 아래와 같다.

최대심박수(maximal heart rate) = 220 - 연령

목표심박수 = 운동 강도(%) X (최대심박수-안정시심박수)+안성 시 심박수

심박수의 측정이 곤란할 경우는 약간 힘들다고 느끼는 정도로 호흡의 곤란을 느끼지 않고 상대방과 대화 가능한 수준에서 운동을 하도록 한다.

운동의 지속시간은 운동의 종류와 강도에 따라 운동의 지속시간을 결정하고 목표 강도에서 15-45분간 지속하도록 한다.

운동 빈도는 3-5회/주가 일반적이고, 1-2회/주는 심폐기능 증진을 기대하기 어렵다. 7회/주는 피로를 가중 시켜 손상 유발시킬 수 있다. 초기 4주-8주는 저강도로 시작하며 운동 시간도 10-15분으로 하여 점차 늘려간다.

체력의 측정

신체구성의 측정

신체구성을 측정하는 방법으로 BIA(Bioelectric Impedance Analysis)가 있다 이 방법은 '생체전기 인피던스법'으로 인체에 미세한 전류를 흘려 저항을 측정하는 기술이다. 인체에 전류를 흘리면 전기는 전도성이 높은 체수분을 따라 흐르며, 인체의 저항은 체수분의 많고 적음에 따라 신체구성의 측정하게 된다. BIA법의 측정기기로 In Body 720을 이용하는데 사용방법은 전극판 위에 바르게 올라선 후 손잡이를 살짝 벌린 양손으로 가볍게 잡고 전극 스위치를 가볍게 눌러 좌·우 발바닥 및 손가락의 피부 전기저항을 측정한다.

몸 둘레 측정용 줄자를 이용하여 허리둘레, 허벅지 둘레 등의 인체 둘레를 측정한다([그림 1-8]).

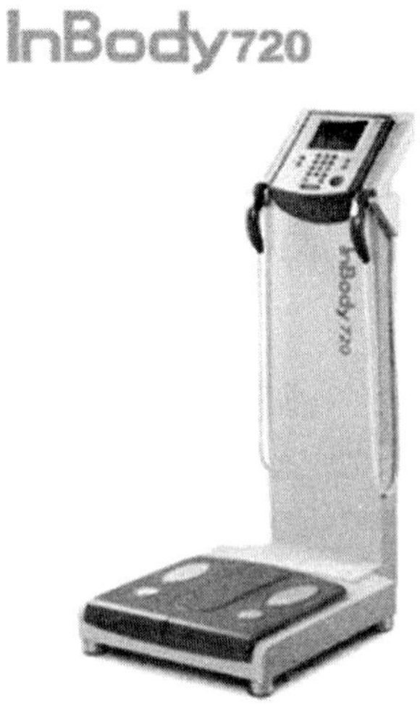

생체전기저항분석기

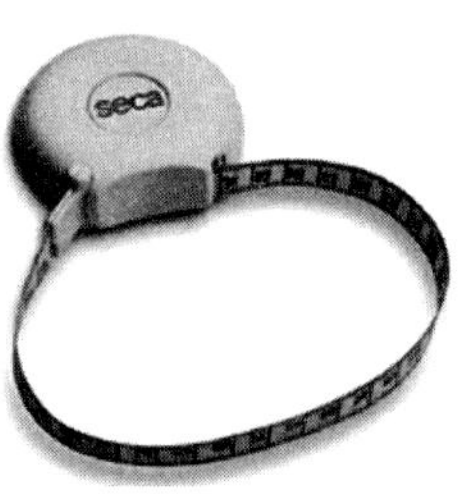

몸둘레 측정용 줄자

[그림 1-8] _ 신체구성 검사장비

체력의 측정

체력측정은 체력을 측정하는 방법으로 근력, 근지구력, 유연성, 평형성, 순발력, 민첩성, 전신지구력 등의 측정항목이 있다.

근력muscular strength은 근육 수축에 의하여 생기는 근육의 힘을 말하는 것으로 악력, 배근력, 각근력 등으로 측정할 수 있다. 악력grip strength은 전완의 근력을 측정하는 방법으로 다른 근력관계의 측정치와 비교적 높은 상관관계를 가지는 것으로 비교적 측정방법이 간단하고 단시간에 결과를 알 수 있어 많이 사용되는 근력 측정방법이다. 악력계의 지침이 밖으로 향하도록 직립자세로 손가락의 제2 관절이 직각이 되도록 잡은 후 팔을 자연스럽게 늘어뜨려 악력계를 힘껏 쥐어 측정하고 악력계의 기록을 0.1kg단위로 읽는다. 좌우 교대로 2회씩 측정하여 평균치 산출한다(단위: kg). 배근력back muscle strength은 배근과 상지, 하지 및 복부의 근육 등 거의 전신의 근력을 볼 수 있다. 양 발끝을 15cm 정도 벌리고 무릎을 편 채 배근력계의 손잡이를 바로 잡아 상체를 30° 전방으로 기울인 후 양손으로 손잡이를 잡고 서서히 힘껏 끌어당긴다. 배근계의 기록을 0.1 kg 단위로 읽는다. 2회 측정하여 평균치 산출한다(단위: kg). 각근력strength of leg은 주로 하지근육군의 정적 근력을 대표하는 것으로 각근력은 다리의 굵기와 높은 상관이 있고 몸이 크고 근량이 많은 사람일수록 각근력치가 높게 나타난다. 하퇴를 의자 끝에 세우고 발목에 벨트를 고정시켜 각력계에 연결하고, 천천히 전력을 다해 다리를 차듯이 앞과 위로 밀어 올린다. 좌우 교대로 2회씩 측정하여 평균치를 산출한다(단위: kg).

근지구력muscular endurance은 신체의 특정 근 혹은 근군의 일정부하에 대해 '근 수축 지속능력' 또는 '동일한 운동 강도로 반복할 수 있는 능력'을 말하며, 측정항목은 윗몸일으키기, 턱걸이 등의 방법을 이용하여 측정한다. 윗몸일으키기는 복근의 동적 근 지구력을 보기 위한 테스트로 자기의 체중을 부하로 하고 있으므로 지방이 많은 사람은 기록이 저조하다. 매트위에 누워 무릎을 굽히고 엉덩이와 발뒤꿈치 사이를 30~50cm 떨어지게 하고 머리와 목뒤에서 깍지를 끼고 상체를 일으켜 양 팔꿈치를 무릎에 대고 다시 눕는 동작을 30초 동안 되풀이한 횟수를 기록 30초간 양 팔꿈치가 무릎에 닿는 회수 기록한다(단위: 회/30초). 턱걸이는 철봉에 매달려서 팔굽혀펴기의 횟수를 측정하는 테스트로서 상지의 동적 근지구력을 측정하는 하고자 하는 것이다. 철봉이 바로 밑에서 양발을 어깨넓이로 벌려서 바로 잡기로 철봉을 잡고, 턱이 철봉에 닿을 때까지 팔을 굽히고 친친히 쭉 편다. 턱이 바를 넘기면 1회로 간주하여 최대 반복 횟수를 측정한다(단위: 회)

유연성flexibility은 일반적으로 관절의 가동범위로 정의한다. 관절은 뼈와 뼈 사이에 인대 나 건으로 연결된 부분으로 이 부분의 움지임 범위를 유연성이라 한다. 유연성 측정방법에는 좌전굴, 체후굴 등이 있다. 좌선굴은 고관절을 비롯한 상체를 앞으로 굽히는 유연성을 보기위한 정적 유연성테스트이다. 시작신호에 따라 상체를 천천히 굽히면서 양손의 중지가 동시에 측정기에 닿도록 밀어 측정한다. 0점의 위치에 달하지 않을 때는 "－"로 기록한다. 양 손끝 최장단의 위치를 0.1cm까지 기록한다(단위:

cm). 체후굴은 척추의 후방에 대한 유연성을 측정하는 것으로 바닥에 엎드려서 양발을 45cm 떨어진 선위에 놓고 양손은 등 뒤로 해서 마주 잡는다. 보조자는 피검자의 대퇴후부를 눌러주고 피검자는 턱을 될 수 있는 한 높이 올리도록 상체를 후방으로 젖힌 다음 최고로 올린 턱까지의 높이를 측정한다. 2회 측정하여 평균치 산출한다(단위: cm).

순발력power은 폭발적 행동으로 최대의 에너지를 분출해 내는 능력으로 가능한 한 가장 빠른 속도로 근육 수축을 극대화 시킬 수 있는 능력으로 정의되고 있다. 순발력의 측정방법은 제자리높이뛰기, 제자리멀리뛰기 등이 있다. 제자리높이뛰기는 근의 파워를 간접적으로 알기 위한 수단으로 각근력은 근육이 내부저항이나 신경근협조성 등이 영향을 미친다. 신호에 따라 두발을 20cm 이내로 모아 도약하여 전방에 착지한다. 2회 측정하여 좋은 점수를 기록한다(단위: cm). 제자리 멀리뛰기는 수평방향의 순발력을 대표하는 항목이며, 전신의 파워를 보기위한 테스트이다. 복잡한 기구도 넓은 장소도 필요하지 않고 어디서나 가볍게 실시할 수 있는 점이 이 테스트가 널리 이용되고 있는 요인이다.

모래사장에서 20~30cm 떨어진 곳에 설치된 발 구름판위에 양발을 10~20cm 벌려서 서서, 팔과 몸으로 충분히 모션을 가해서 전 상방으로 도약해서 될 수 있는 한 전방에 착지한다. 신체의 어느 부분이라도 모래사장에 닿는 곳에서 발판까지의 직선거리를 계측한다. 2회 측정하여 좋은 점수를 기록한다(단위: cm).

평형성balance은 정지나 이동 중의 균형을 유지하고 안정성의 측면에서 중요한 역할을 한다. 신체가 일정한 자세를 유지할 수 있는 능력으로서 스포츠 현장에서는 균형, 미적 표현 능력, 안정성 측면에서 중요한 역할을 한다. 평형성 측정방법에는 눈감고 외발서기, 평균대 걷기 등이 있다. 눈감고 외발서기는 눈 감고 한발로 제자리에서 얼마나 오래 서 있을 수 있는가를 보기 위한 테스트로 시각에 의존하지 않고 평형을 유지하는 능력 측정하는 것이다. 피검자는 양손을 허리에 대고 준비하여, 시작 신호음이 들리면 눈감고 한쪽 발을 들어 올리고, 지지발이 움직이거나 허리에 댄

손이 떨어지거나 위로 든 발이 마루에 닿으면 중지한다. 2회 실시하여 좋은 기록을 측정한다(단위: 초). 평균대 걷기는 높이 1.25cm, 폭 10cm, 길이 약 5m 되는 평균대를 이용하여 평균대를 눈을 뜨고 앞으로 걷다가 2.5m 지점에서 180° 회전을 하여 나머지 2.5m는 뒤로 걸어가며, 돌아올 때는 똑같은 방법으로 실시한다. 평균대에서 떨어지면 1회에 1초씩 추가하고 출발선부터 결승선까지의 초를 기록한다. 도중에 떨어지면 그 지점에서 다시 시작 한다. 2회 실시하여 좋은 기록을 기록한다(단위: 초).

민첩성agility자극에 대하여 재빠르게 반응하거나, 신체의 위치를 재빨리 바꾸거나, 방향전환을 민첩하게 하는 능력으로 운동을 하는 데 있어서 중요한 요소가 된다. 신경과 근muscle의 관계, 근수축의 속도 등 생리학적 요소가 기초로 되어 있다. 민첩성 측정방법에는 전신반응검사, 반복횡단뛰기 등이 있다. 전신반응검사는 주어진 자극에 따라서 될 수 있는 한 빠른 속도로 반응하는 시간을 검사하는 방법으로 준비자세에서 피검자는 무릎을 가볍게 굽히고, 빛 자극이 나타나면 빨리 도약대에서 수직으로 뛰어 오른다. 5회 측정하여 평균치를 0.001초까지 기록한다. 2회 실시, 낮은 기록을 선택한다(단위: msec). 반복횡단뛰기는 체중을 부하로 해서 몸을 좌우로 빠르게 이동하는 능력을 측정하는 능력을 측정하는 테스트이다. 피검자는 중앙선을 좌우로 다리를 벌려서 서서(남 1.2m, 여 1m) 20초간 실시하여 측정하고 2회 실시하여 좋은 기록을 택한다. 20초간, 각 선 통과시마다 1점을 가산한다(회/20초).

전신지구력general endurance은 심폐지구력이라고도 하며 심장·폐 기능을 대표로 하는 내장 여러 기관의 기능 및 근육기능·영양상태·내분비기능·대사기능·신경기능·해독배설 기능 등이 관계한다. 전신지구력의 측정은 심폐적성평가에 있다. 심폐적성의 평가를 위한 가장 가치 있는 척도는 최대산소섭취량이다. 최대산소섭취량 방법으로는 왕복달리기, 트레드밀, 자전거 에르고미터 등으로 측정이 가능하다. 셔틀런은 20m 코스의 출발선에서 출발 신호에 맞춰 출발하여 매 지점마다 점증속도에 따라 빨라지는 신호음의 속도에 맞추어 출발점과 반환점을 왕복하여 달린다. 점차 빨라지는 다음 구간의 신호음이 울릴 때까지 라인에 도달하지 못 할 경우 이전까지 누

적된 20m 거리의 횟수를 기록한다(단위: 회). 트레드밀은 피검자가 회전벨트 위에서 걷거나 달리는 도중에 회전 속도와 경사도를 변경하여 운동 부하를 조정하는 기계이다. 트레드밀의 장점은 가장 많은 근육근이 참여하는 운동으로 가장 높은 최대산소섭취량을 나타낸다는 것이다. 또한 피검자 간의 운동 효율성 차이가 적고 어린이 대상에도 적합하다. 그러나 작업량이 피검자의 체중에 의존하므로 동일한 속도와 경사도에서도 체중에 따라 운동부하량이 변화한다는 단점이 있다. 그 이외에 실험 기자재가 고가라는 점과 실험 장비 이동이 곤란하다는 점도 단점이다. 트레드밀을 이용하여 운동부하 검사를 실시할 경우 브르스 프로토콜Bruce protocol과 볼크 프로토콜Balke protocol이 가장 많이 실시되고 있다. 자전거 에르고미터는 자전거 바퀴의 회전수와 페달에 가해지는 장력을 변화시켜 운동 강도를 조절하는 기기로서 체중에 의한 운동 강도의 영향을 최소화할 수 있기 때문에 운동 강도와 심박수를 이용한 최대산소섭취량 추정에 적절하다. 또한 주로 하체를 이용하고 상체는 고정적이기 때문에 심전도를 이용하는 측정에 적합하다. 그러나 다리 근육만이 사용되어 트레드밀보다 산소섭취량이 적게 나타난다는 점과 피험자가 탈진하기 전에 국부근육의 피로에 의해 운동을 중단하기도 한다는 단점이 있다(체격 및 체력 검사지는 [부록 1]에 예시되어 있다.).

제 2 장

현대사회와 생활습관병

1. 비만　2. 당뇨병　3. 고혈압　4. 고지혈증　5. 동맥경화
6. 뇌졸중　7. 골다공증　8. 대사증후군

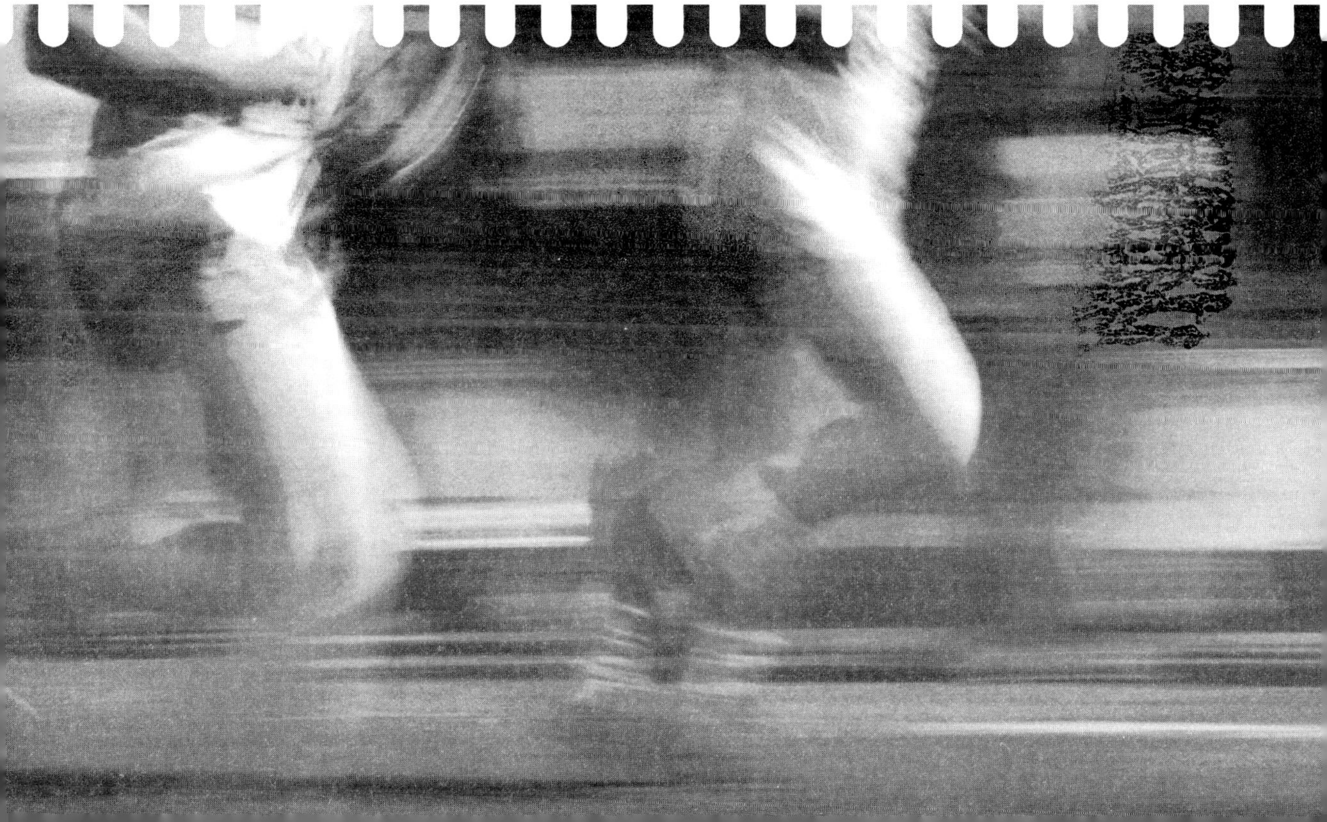

제 2 장: 현대사회와 생활습관병

경제성장과 현대의학의 발전으로 수명은 늘어났지만 잘못된 생활습관으로 성인질환의 발병은 증가되고 있다. 이러한 현상은 여러 가지 성인병과 높은 연관성이 있기 때문에 중요한 건강문제로 대두되고 있다. 생활습관병으로 당뇨병, 고혈압, 골다공증, 고지혈증 및 심혈관질환, 대사증후군, 암 등이 있는데 그 가운데 핵심 축이 비만이다.

1 _ 비만

비만이란 단순하게 체중이 증가하는 것이 아니라 지방세포의 비정상적인 비대와 증식에 의해 체중이 증가된 상태를 말한다. 풍요롭고 복잡한 생활을 하게 되면서 과식, 신체활동의 부족, 과음, 식사 패턴의 불규칙 등 다양한 요인들이 복합적으로 작용하여 섭취한 열량보다 소비하는 열량이 적은 경우에 나타난다.

비만 치료의 정의를 체중을 이상적인 수준으로 감소시킨 후 감소된 체중을 적어도 5년 동안 유지시키는 것으로 볼 때, 비만치료의 성공률은 10~40% 정도로 매우 낮은 편이다. 특히 체중감량 후 체중이 다시 증가되면 감량 때 손실되었던 근육량은 증가하지 않으나 체내 지방량이 급격히 증가하며, 체중감소와 증가가 반복될수록 지방의 증가속도가 빨라지므로 여러 성인질환의 위험률은 급증하게 된다.

또한 비만한 사람은 관상동맥질환, 고지혈증, 고혈압, 당뇨, 폐쇄성폐질환, 골관절염, 암 등의 위험요소를 가지며 일반인들보다 과체중을 가지는 사람들의 발병률이 높다.

비만의 원인

과다한 음식 섭취

섭취한 에너지가 소모되는 에너지보다 많으면 초과된 에너지가 지방으로 축적되어 비만이 초래된다. 고도비만자의 식습관 연구에 의하면 비만자는 비만하지 않은 사람에 비해 과식하며, 기름기가 많은 음식을 좋아하고 특히 서녁식사를 많이 먹고 식사속도가 빠른 것으로 나타났다. 또한 정신적인 스트레스가 있는 경우에도 음식물 섭취는 증가하고 신체활동은 감소하게 되어 에너지대사의 불균형을 초래하여 비만의 원인이 될 수 있다.

운동부족

비만한 사람은 비만하지 않은 사람에 비해 비활동적인 성향을 보인다. TV시청과 비만이 중요한 관계가 있다는 연구들이 있는데 그것은 TV를 본다거나 컴퓨터 게임같이 장시간 앉아 있게 되면 에너지 소모가 많은 육체적인 활동시간이 줄어들게 되고 TV를 보는 동안 간식 섭취가 늘어 비만하게 된다는 것이다.

유전적 요인

가족 중에 비만한 사람이 있으면 비만아가 될 가능성이 높다. 역학조사에 의하면 부모 모두 비만하지 않은 아동에 비해서 부모 중 한 사람이라도 비만하거나, 부모 모두 비만한 경우 아동이 비만하게 될 가능성은 3~4배까지 높다고 알려져 있으며, 형제 중 비만아가 있으면 다른 형제도 비만하게 될 확률은 40~80%에 이른다고 한다.

사회·경제적 환경요인

환경적 요인은 과식, 운동부족, 가족과 친구들의 모임, 잦은 외식 등 식욕이 자극되는 환경이 비만에 영향을 주고, 이외에 심리적, 사회경제적, 문화적 혹은 다른 후천적인 요인에 의해 직 · 간접적으로 비만을 일으킨다. 아직까지 우리나라에서는 고학력, 고소득 계층에서 비만아가 될 가능성이 높지만, 먹는 것에 대한 걱정이 없는 선진국에서는 반대로 고소득층보다 저소득층에서 비만이 자주 발생되며 우리나라도 그런 경향으로 바뀔 것으로 보인다.

내분비질환

갑상선기능저하증, 쿠싱증후군, 성장호르몬결핍증 등의 내분비 질환은 체내의 비정상적인 체지방을 축적하여 비만을 초래할 수 있다.

비만의 판정

표준체중법: Broca 공식

신장과 체중을 이용하는 표준체중법은 정확도가 떨어지나 가장 손쉽게 계산 할 수 있으며 일반적으로 알려져 있다.

표준체중 = (신장-100) X 0.9
비 만 도 = (실제체중/표준체중) X 100
판정 : 90이하 : 여윈형, 90-110 : 표준, 110-120 : 과체중, 120 이상 : 비만

피부두겹법

피하지방을 측정하기 위한 방법으로 피부두겹 측정기를 사용하여 여러 부위를 측정하여 체지방량을 구하나 3부위법이 가장 널리 이용되고 있다. 남자는 가슴, 복부, 대퇴전부를 측정하고 여자는 상완삼두근, 대퇴전부, 장골 윗부분을 측정하여 체지방량을 구한다.

상박후부(상완 삼두근)의 피부 두께가 여자(2.5cm), 남자(2.0cm)를 초과하면 비만증으로 판정한다.

BIA법

BIA(Bioelectric Impedance Analysis)는 '생체전기 인피던스법'으로 인체에 미세한 전류를 흘려 저항을 측정하는 기술이다. 인체에 전류를 흘리면 전기는 전도성이 높은 체수분을 따라 흐르며, 인체의 저항은 이 체수분의 많고 적음에 따라 달라진다. 성인 남자는 체지방률이 20% 이상, 성인 여자는 체지방률이 30% 이상일 경우 비만증으로 판정한다.

허리둘레와 엉덩이둘레의 비율에 따른 방법

둔위비(waist hip ratio: WHR) – 허리둘레/엉덩이둘레로 남자 0.9 이상 여자 0.85 이상을 복부 비만이라 한다. WHR 비율이 높으면 복강 내 지방이 많이 축적되어 성인병을 일으키기가 쉽다.

체질량 지수

신장과 자신의 체중을 이용하는 방법으로 체질량 지수(body mass index: BMI)= 체중(kg)/신장의 제곱(m)2으로 구할 수 있으며, 20미만은 저체중, 20~24.9는 정상체중, 25~29.9는 과체중, 30이상은 비만으로 판정한다.

수중체중 측정법

신체구성의 지방조직과 제지방조직을 아르키메데스의 원리principles of archimedes를 이용하여 수중체중에 의한 %체지방을 계산한다.

비만의 문제점

비만은 체지방이 과잉 축적된 상태로 고혈압, 당뇨병, 관상동맥질환, 동맥 경화증, 지방간, 고지혈증 등을 유발한다. 사춘기시기에는 뇌하수체에서 성장호르몬이 조기 발현됨으로써 최종 신장저하를 초래하고 피부에는 피부종기, 부스럼 증상을 일으키고, 뇌하수체의 조기 발달로 성선자극호르몬 감소하여 성선기능저하와 남자의 미소음경, 여성의 유방비대 및 여자의 무배란을 초래한다.

특히 아동 비만의 80%가 성인 비만으로 진행되어 고혈압, 당뇨병, 동맥경화 등 만성퇴행성 질환의 위험을 증가시킨다. 비만은 체형의 변화가 오고, 신장과 골 연령을 촉진한다. 또한 과다 체중으로 몸이 둔해져 운동능력이 저하되고, 대인관계의 기피나, 열등감, 자기 비하감, 자포자기, 우울과 같은 많은 정서적 부적응을 초래한다.

2 _ 당뇨병

당뇨병은 췌장에서 분비되는 인슐린이 부족하거나 작용에 이상이 발생하여 혈당치가 상승함에 따라 섭취한 영양소가 원활하게 이용되지 못하게 되면서 혈당이 소변으로 배설되는 현상이다.

우리나라의 성인 중에 약 5%가 당뇨병 질환자인 것으로 파악되고 있는데, 이 당뇨병은 치료를 제대로 하지 못하면 당뇨병성 망막증이나 당뇨병성 신증과 혈관장애, 신경장애 및 동맥경화 합병증 등을 일으키는 것으로 합병증은 전체 사망원인 중 세 번째를 차지하고 있는 심각한 질병이다.

당뇨병의 원리

우리가 먹는 밥, 빵, 감자 같은 음식물은 소화과정을 거치면서 혈액내의 포도당의 형태로 세포에 공급되어 에너지를 발생시키는데 췌장에서 만들어진 인슐린이 이러한 혈당을 세포내로 잘 이동할 수 있도록 중요한 역할을 한다. 그러나 당뇨병은 췌장에서 인슐린이 적게 분비되어 혈중 포도당을 조직세포로 이동시키지 못해 세포는 에너지를 얻을 수 없게 되며, 혈중 포도당은 혈액 내에 계속 남아 있게 됨으로써 혈당이 높아지고 다량의 포도당이 소변으로 배설되게 되는데 이것이 당뇨병의 원리이다.

당뇨병의 진단기준

당뇨병의 진단기준은 최소 8시간이상 금식한 공복 혈당이 100mg/dL 미만, 식후 2시간 혈당이 140mg/dL 미만이 정상이다.

공복혈당 126mg/dL 이상, 식후 2시간혈당이 200mg/dL 이상인 경우를 당뇨병이라고 하고 정상과 당뇨병 사이의 수치를 내당능 장애라고 하는데 이 경우 3년 내에 당뇨로 진행될 확률이 30%이상이나 됨으로 매우 주의하여야 한다.

[표 2-1] _ 당뇨병의 진단기준

단위: mg/dL

구분	공복 혈당	식후 2시간 혈당
정상	100미만	140미만
내당능 장애	100~125	140-199
당뇨병	126이상	200이상

* 자료: 대한당뇨병학회, 2007

** 내당능 장애: 정상과 당뇨의 중간단계로 3년 내 당뇨로 진행될 확률이 30% 이상

당뇨병의 분류

당뇨병의 분류는 인슐린의존형과 인슐린비의존형으로 구분한다. 인슐린의존형 당뇨병 환자는 제 1형 당뇨 환자로 전체 당뇨환자의 5%~15%에 해당하며 소아에게 급성적으로 나타난다. 그 원인은 유전적 요인, 바이러스 감염에 의해 발생되며 면역기전의 약화로 췌장의 랑게르한스섬에서 인슐린 분비를 절대적으로 결핍되게 한다.

인슐린비의존형 당뇨병 환자는 제 2형 당뇨 환자로 전체 당뇨환자의 85%~95%에 해당하며 성인에서 발병되고, 전체 당뇨병의 대부분을 차지한다. 증상은 서서히 진행되며 유전적 경향이 강하고 비만과 노화와 관련이 있다.

그 외, 임신성 당뇨병은 임신 중에 새로이 발생하거나 임신 중에 처음으로 진단받은 당뇨병을 말한다. 일반적으로 출산 등으로 임신이 끝나면 사라지지만 제 2형 당뇨병이 발생할 위험성이 높다.

당뇨병의 요인

만성대사 질환인 당뇨병의 요인은 비만, 잦은 임신, 약물남용, 스트레스, 과식, 유전 등이 있다.

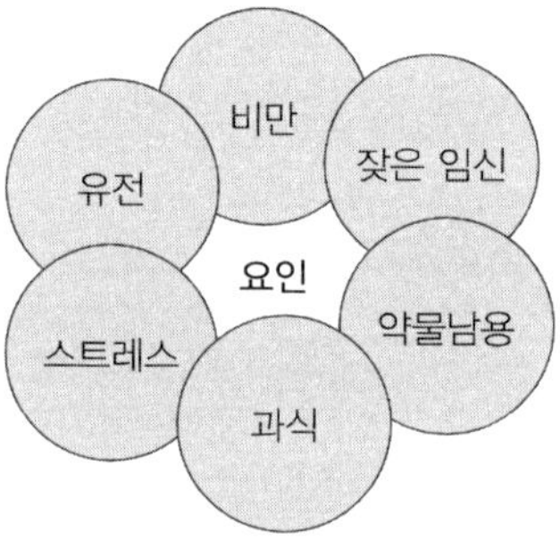

[그림 2-1] _ 당뇨병의 요인

당뇨병의 증상

다식多食, 다뇨多尿, 다음多飮, 과도한 공복감, 피부 가려움증, 신경 예민, 전신피로, 의욕상실, 시력감소, 성생활장애가 나타나며, 세포내 포도당 이용이 안 되며 혈당량이 증가하고 신장에서 소변을 배설할 때 포도당과 수분이 동시에 나와 당뇨와 갈증을 수반한다.

결과적으로 체중감소, 피로, 의욕상실, 권태감, 탈수현상, 당질이용이상, 지방동원 강화가 나타나며, 신경이상, 팔다리 저림, 통증, 성욕감퇴, 소실, 월경이상, 굴절이상, 백내장, 말초혈관장애, 출혈, 시신경 이상이 발생한다.

그리고 합병증으로는 동맥경화, 신경망막, 신장 기능이상, 뇌혈전, 심근경색, 뇌출혈, 고혈압, 빈혈, 부종, 망막출혈, 시력저하, 백내장, 지각이상, 변비, 설사, 배뇨 이상, 발한이상, 기립성 저혈압 등이 나타난다.

당뇨병의 합병증

당뇨병은 질병 자체보다 그로 인해 발생하는 합병증이 훨씬 치명적이기 때문에 "합병증 시한폭탄"이라고 할 수 있다. 당뇨는 세포의 기능이 제대로 되지 않는 질병이므로 각 신체 장기에서 합병증이 생길 수 있으며, 특히 당뇨환자 사망원인의 50%가 혈관장애로 인한 것이다.

미세혈관장애는 망막증, 신장병, 신경손상으로 인한 감각이상, 괴저 등을 발생시키고 대혈관장애는 동맥경화를 바탕으로 한 뇌졸중, 심근경색, 협심증 등을 일으킨다.

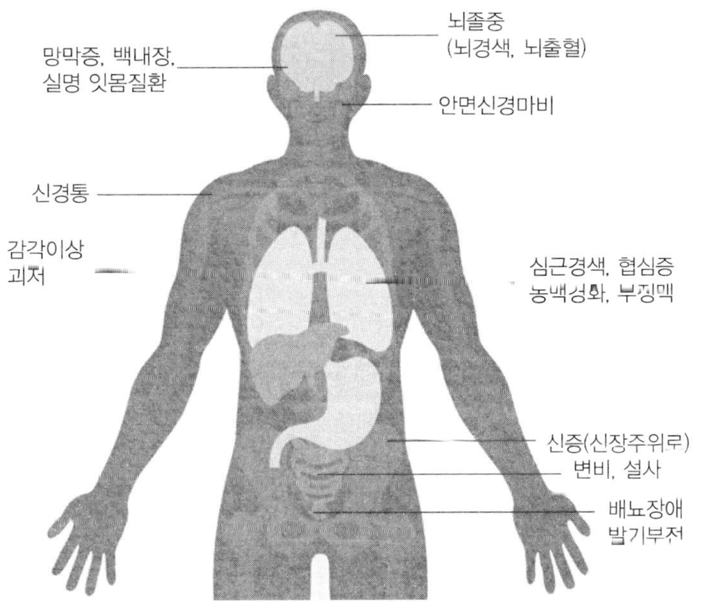

[그림 2-2] _ 당뇨병의 합병증

당뇨병의 식사요법

혈당을 조절하는 방법 중 가장 기본은 식사관리로, 운동이나 약물, 인슐린 치료를 받는 경우라도 꼭 병행해서 실시해야 한다. 흔히 당뇨식사요법이라고 하면, “단순히 어떤 음식을 줄이거나 제한하는 것”이라고 알고 있지만 그렇지 않고 당뇨 식사요법은 정상적인 활동을 하면서 적당한 체중을 유지할 수 있도록 알맞은 열량을 각 영양소별로 골고루 섭취하는 것"이다. 따라서 당뇨식이는 곧 건강식이다.

당뇨병의 식사요법의 목표는 첫째, 올바른 식습관과 생활습관으로 정상혈당을 유지하는 것이고, 둘째, 정상체중을 유지하는 것이다. 왜냐하면 비만은 당뇨병을 악화 시키고 고혈압과 심장질환의 위험성도 높이므로 적당한 음식량을 섭취하여 바람직한 체중을 유지하는 것이 매우 중요하기 때문이다. 셋째는 당뇨로 인한 당뇨병성 신증, 망막증, 신경장애 등의 합병증을 예방하는 것이며 넷째로 좋은 영양상태를 유지하는 것이다.

혈당조절을 위한 구체적인 식사원칙은 다음과 같다. 제때에, 싱겁게, 골고루, 알맞게 섭취하고 단순당(설탕, 꿀, 잼, 물엿, 청량음료 등)의 섭취를 줄이며 콜레스테롤과 포화지방산의 섭취를 줄인다. 즉 기름기 많은 육류 섭취 제한하고 살코기 위주로 섭취해야 한다. 섬유소가 많은 음식 즉, 채소, 해조류를 충분히 섭취해야 한다.

당뇨병의 운동요법

운동의 필요성

당뇨병의 운동요법도 일반 운동처럼 쉽게 할 수 있고, 꾸준히 할 수 있으며 재미있는 운동이어야 한다. 당뇨병은 과식과 운동부족에 의한 비만으로 발병되는 경우가 많기 때문에 과식과 운동 두 가지의 요인을 개선하는 것이 필요하다. 운동은 몸에 저장된 여분의 에너지를 소비함과 동시에 혈액의 흐름을 왕성케 하여 온몸의 구석

구석에 있는 모세혈관에 까지 혈액을 흐르게 하면서 영양분을 골고루 배분토록 하는 효과가 있다. 또한, 심장이나 폐의 활동에 탄력성이나 여력을 갖게 할 수도 있다. 이밖에 운동에는 가벼운 고혈압을 정상상태로 되돌려 주고 혈액 중의 콜레스테롤 수치를 경감하는 효과도 있다.

운동이 혈당조절 및 당뇨합병증 예방에 효과적인 도움을 준다고 해서 계획 없이 운동을 시작해서는 안 된다. 운동을 수행하기 전에 운동부하검사 등을 통하여 자신에게 맞은 운동 빈도, 시간, 강도, 종류 등을 고려하여 준비운동, 본 운동, 정리운동 순으로 지켜서 해야 한다.

당뇨병 환자가 운동 시 주의해야 할 사항 중 식사는 운동 1~3시간 전에 하고 인슐린 투여 시는 운동 1시간 전에 하며 인슐린 투여와 운동을 병행할 때는 인슐린 투여량을 감소시키며 비만한 당뇨병 환자는 식사량을 줄이면서 운동하고 장시간의 운동 시 저혈당에 빠질 수 있으므로 30분마다 당을 섭취하는 것이 바람직하다.

당뇨병의 운동 처방

운동은 유산소 운동을 먼저 실시를 하시는 것이 좋다. 유산소운동에는 걷기, 자전거타기, 수영, 수중운동, 등산 등이 있다. 처음 운동하는 사람은 천천히 시간을 점차 늘려가고 몸의 반응에 귀를 기울여 지나친 신체활동 및 운동이 되지 않도록 한다. 당뇨병 환자에게 가장 기본적인 운동은 보행이다. 걷기 운동을 시작한 후 어느 정도 익숙해지면 웨이트 트레이닝, 아령운동, 밴드운동 등의 근력운동을 동시에 해 주는 것이 당뇨관리에 도움을 준다.

운동 강도는 저강도 운동을 오래하는 것이 좋고 온몸이 촉촉하게 땀에 젖고 심장이 가볍게 두근거릴 정도인 최대심박수의 40~60% 수준으로 운동한다.

운동 빈도는 매일 운동하는 것을 추천하는데 그 이유는 운동 빈도가 너무 짧으면 원하는 효과를 얻기 어렵게 때문에 혈당조절을 얻기 위해서는 적어도 주 3~5일은 운동을 해야 한다.

3 _ 고혈압

우리나라 성인의 4명중 1명 이상이 고혈압에 해당되며 40세 이후부터는 이 비율이 급격히 증가한다. 우리나라 65세 이상 노인의 절반정도가 고혈압을 앓고 있다는 통계도 있으며 최근에는 식생활의 변화로 인한 비만 아동의 증가로 고혈압이 어린이에게도 나타나고 있는 실정이다.

한국의 고혈압을 연구한 한 통계에 의하면 전체 인구 중 고혈압 유병률은 남자 30%, 여자 25.9%라고 한다. 특히 연령이 높아질수록 고혈압 발생 또한 비례적으로 증가한다.

고혈압이 이렇게 만연되어 있다는 사실보다 더욱 심각한 문제는 고혈압 환자의 30% 정도가 자기가 고혈압이라는 사실을 모르고 있으며 30% 이하의 환자만이 적절한 관리를 받고 있다는 점이다. 뇌혈관질환과 심장질환을 합한 비율이 전체 사망원인의 25.5%를 차지한다. 이것은 암을 제외하면 가장 높은 사망원인이다. 이와 같이 고혈압을 방치할 경우 뇌혈관질환과 심장질환과 같은 합병증을 초래하여 사망에 이르는 경우가 많기 때문에 합병증 예방을 위한 적절한 관리가 반드시 필요하다.

고혈압의 의미

심장은 우리 몸 구석구석에 혈액을 보내기 위해 한 순간도 쉬지 않고 펌프운동을 반복한다. 심장에서 뿜어져 나온 피가 혈관을 통해 온 몸으로 전달되는데, 이 때 혈관에 부딪히는 압력이 혈압이다. 혈압은 수축기 혈압과 이완기 혈압이 있다.

혈압은 심장이 수축하여 혈액을 내보낼 때 혈관이 받는 압력을 말하며 이것을 수축기 혈압이라고 한다. 혈액이 심장으로 돌아올 때 혈관에 미치는 압력을 말하며, 이완기 혈압이라 한다.

혈압의 특성은 수시로 변하기 때문에 정확한 혈압을 측정하기 위해서는 반드시 안정된 상태에서 혈압을 측정하여야 한다. 혈압은 아침에 일어날 때 혈압이 올라가며 기상 후 2~3시간 후가 하루 중에 가장 높다. 오후 늦게도 5~10mmHg 정도 높게 나타난다. 잠을 자는 동안은 다시 감소하며 식사 후에는 높게 나타난다. 나이가 많아지면 혈압이 높게 나타나고 스트레스, 긴장, 분노 등은 혈압을 높게 하므로 주의해야 한다. 노인에서는 혈압의 변동이 크고 특히 겨울에 혈압의 상승이 크다.

고혈압은 혈관의 압력이 정상적인 수준보다 높아진 상태를 말하며 혈압 측정은 적어도 2번 이상 측정한 혈압의 평균치를 가지고 진단하게 된다. 정상혈압은 120/80mmHg 이하를 말하며 고혈압은 140/90mmHg 이상을 고혈압이라 한다. 일반적으로 160/100mmHg 이상이면 반드시 투약치료가 필요하며 심장, 신장에 이상이 있는 경우 그 이하의 혈압에서 약물을 복용하기도 한다.

고혈압의 분류

고혈압의 분류를 보면 정상혈압은 수축기 혈압이 120mmHg미만 이완기 혈압이 80mmHg미만이며 전단계 고혈압은 수축기 혈압이 120~139mmHg 또는 이완기 혈압이 80~89mmHg이며 수축기 혈압이 140~159mmHg 또는 이완기 혈압이 90~99 mmHg는 제 1기 고혈압이며 수축기 혈압이 160이상 또는 이완기 혈압이 100mmHg 이상은 제 2기 고혈압이라고 말한다. 특히 최고혈압은 변동이 심하므로 미국 고혈압학회에서는 최저혈압만을 기준으로 하여 90～104mmHg를 경증고혈압, 105～114 mmHg를 중등증고혈압 115mmHg 이상을 중증고혈압이라고 분류하고 있다.

성인의 약 10%에서 발병될 만큼 흔한 질환으로 특별한 자각증상이 없는 경우가 많아 방치해 둘 경우 뇌, 심장, 신장 등 주요장기에 치명적인 합병증을 초래할 수 있다. 구체적인 고혈압 분류는 [그림 2-3]과 같다.

고혈압의 전단계가 중요한 이유는 고혈압으로의 진행을 막으라는 강력한 의미가 있다. 또 고혈압을 예방하기 위해서는 생활양식의 변화가 필요하며 고혈압 전단계를 잘 관리하지 않으면 고혈압으로 진행하는 비율이 높게 나타난다. 또한 심장질환이나 뇌혈관질환의 발생으로 이어지므로 주의가 필요하다.

	수축기 혈압		확장기 혈압
정 상 혈 압	120미만	그리고	80미만
전단계 고혈압	120~139	또는	80~89
제1기 고혈압	140~159	또는	90~99
제2기 고혈압	160이상	또는	100이상

단위: mmHg

* 자료: 미국합동위원회 7차 보고서

[그림 2-3] _ 고혈압의 분류

고혈압의 종류

고혈압의 종류와 원인을 보면 고혈압은 크게 일차성 고혈압과 이차성 고혈압으로 분류 된다. 고혈압 환자의 대부분(95%)이 일차성 고혈압이며 이차성 고혈압은 5% 정도이다. 일차성 고혈압일 경우 대부분 여러 원인이 복합되어 발생하지만 유전적 요인, 환경적 요인이 주요 원인이다. 이차성 고혈압의 원인을 보면 신장질환이나 임신 등 다른 특정질환으로 인해 발생되며 원인을 알고 치료하면 고혈압도 치료가 가능하다.

[표 2-2] _ 고혈압의 종류

종류	정의	원인
일차성 고혈압 (본태성 고혈압)	가장 일반적인 고혈압 고혈압 환자의 90-95% 정도 차지	유전, 연령증가, 남성, 정신적 스트레스, 흡연, 음주, 약물남용, 비만, 당뇨병, 식염 과다, 고지방, 고콜레스테롤 등
이차성 고혈압 (속발성 고혈압)	특수한 질환에 의해 혈압이 올라가며 명확한 원인이 발견되는 고혈압. 고혈압 환자의 5~10% 정도 차지	신장질환, 내분비질환, 혈관질환, 신경질환 등 피임약 복용, 임신중독 시 유발

혈압을 높이는 요인

가족력

양친이 고혈압인 경우 자녀도 고혈압인 경우는 2인에 한명, 한쪽 부모가 고혈압인 경우 자녀도 고혈압인 경우에는 3인에 한명 정도로 나타난다. 유전적 소인이 있는 사람이 맵고 짠 식생활을 지속하거나 술, 담배, 스트레스 등 다른 원인이 겹칠 경우 고혈압이 나타날 확률이 커지게 된다. 젊은 사람이 별 이유 없이 고혈압이 되는 경우 이러한 유전적 영향이 크므로 부모, 형제 중 에 고혈압이 있는 경우 20대 때부터 혈압을 체크해 보는 것이 좋다.

연령의 증가

나이가 들면 대부분의 경우 모세혈관으로 갈라지기 전의 매우 가는 동맥인 세동맥에서 동맥경화가 발생한다. 세동맥의 혈관이 좁아지면 혈액의 흐름이 어려워지고 그 결과 심장에서 세동맥에 이르는 혈류경로에 강한 압력이 가해진다. 이때 심장의 좌심실은 혈액의 흐름을 원활하게 하도록 더욱 강하게 수축하여 혈액을 공급하고 그리하여 수축기 혈압이 상승하는데, 고혈압 환자의 심장비대도 이 같은 이유에서 답을 찾을 수 있다.

과다한 염분섭취

나트륨은 인간이 살아가는데 필수영양분이나 하루 1g이면 충분하다. 하지만 한국인의 하루 염분섭취량은 20g정도이며 이는 서양에 비해 2~3배 정도 많은 양이다. 혈관속의 나트륨이 증가하면 혈관벽의 근육이 수축하여 혈액이 지나는 통로가 좁아지며 심장에서 혈액을 공급할 때 더욱 강력한 힘이 필요하다.

비만

과식이나 운동부족 때문에 소비되지 못한 에너지는 중성지방으로 변하여 내장지방의 세포에 모여 고인슐린혈증을 유발한다. 그리하여 교감신경이 더욱 긴장하게 되면 혈압을 높이는 카테콜라민 호르몬이 분비되고 신장에서 나트륨을 더 많이 흡수하게 되어 인체에 많은 양의 나트륨이 쌓인다.

심한 스트레스와 성격

스트레스를 받으면 교감신경이 흥분하여 혈압을 높이는 카테콜라민 호르몬의 분비량이 증가한다. 일반적으로 업무중심형은 바쁜 것을 좋아하고 잘 참지 못하여 화를 잘 내고 초조해하며 타인에게 공격적이고 도전적인 타입이다. 이는 스트레스를 받기 쉬운 유형으로 이러한 성격은 고혈압의 원인이 될 수 있다.

과음과 흡연

술은 고칼로리 식품으로 알코올 에너지는 주로 체온을 올리는데 사용되므로 몸에 잘 쌓이지는 않지만 과음을 하게 되면 잉여 에너지가 중성지방으로 변해서 비만이나 동맥경화로 이어지고 이것이 혈압상승의 원인이 된다. 담배에 포함되어 있는 니코틴은 교감신경을 자극해서 혈관을 수축시킬 뿐만 아니라 혈압을 올리는 호르몬의 분비량을 증가시켜 혈압을 상승시킨다.

고혈압의 증상

고혈압은 "소리 없는 살인마", "침묵의 살인자"라고 할 정도로 그 위험성이 심각하다. 왜냐하면 뚜렷한 증상도 없고, 고혈압 환자의 43%가 고혈압인지도 모르고 고혈압으로 사망하는 비율이 높기 때문이다.

고혈압은 대개 뚜렷한 증상이 없으므로 정기적인 혈압체크가 필요하다. 그리고 다음과 같은 증상이 있으면 혈압체크와 함께 의사와의 상담이 필요하다. 머리가 무겁고 아프거나 어지럼, 얼굴 빨개짐, 눈이 충혈되고, 코피가 잘나거나 어깨 쑤시고 숨이 차고 두근거리거나 손발저림과 부어오름 등의 증상이 있을 때는 고혈압을 의 심해야 한다. 구체적인 자각 증상은 [표2-3]에 나타난 바와 같다. 고혈압은 치료하지 않고 방치하면 뇌, 심장, 신장, 눈, 대동맥 등의 장기에 손상을 줄 수 있기 때문에 이들을 "표적장기손상"이라고 한다.

[표 2-3] _ 고혈압의 자각증상

장기	병명	증세
혈압	경증	대부분 없음
	중등증	두통(아침), 후두통 박동성 어지럼
	중증	두통, 혼미, 혼수, 경련, 시력장애
심장	좌심부전	호흡곤란(운동성, 야간발작성, 기좌)
신장	신부전	야간뇨, 혈뇨
중추신경	뇌졸중	두통, 어지럼, 이명, 기억력장애
	동맥 폐색증	간헐성 파행증
	대동맥 파열	극심한 흉통
눈	망막증	시력장애

고혈압의 합병증

고혈압의 대표적인 합병증은 뇌졸중, 협심증, 심근경색증, 심부전, 부정맥, 망막출혈, 신장경화증, 신부전 등이 있다. 뇌졸중(뇌출혈, 뇌경색)은 고혈압과 관련된 뇌혈관 질환의 주요 원인이다. 고혈압이 진행되면 동맥경화증으로 뇌동맥이 막히거나(뇌경색 등 허혈성 혈관 질환) 파열(뇌출혈 등 출혈성 혈관 질환)되어 뇌조직에 손상을 준다.

협심증, 심근경색, 심부전, 부정맥은 고혈압에 의해 발생되는 합병증이다. 고혈압은 심장을 비대하게 하고 심혈관의 동맥경화를 유발한다. 시간이 지나면서 심장 기능이 떨어져 체내에 필요한 혈액량을 공급하지 못하는 심부전으로 진행될 수 있다. 혈액공급 감소로 인해 운동 능력이 떨어지며 허혈이 일어나기 쉽고 협심증이나 심근경색증, 부정맥 등을 유발할 수 있다.

망막출혈은 망막에서 출혈이 발생하는 것으로 고혈압이 있을 경우 혈관 건강도가 떨어진다. 이때 모세혈관이 많은 안구 혈관이 약해져 혈관 파열이 발생할 수 있다. 안과에서 안저 검사로 망막혈관을 관찰하여 혈관의 동맥경화나 고혈압성 변화를 추정해야 한다.

신장경화증, 신부전은 신장에 발병하는 질환으로 고혈압이 진행되면 신장에 적절한 혈액 공급 능력이 떨어져 신장 기능도 떨어지게 된다. 이와 같은 증상으로 신장경화증, 단백뇨, 신부전 등이 생기게 된다. 또한 신장이 나빠지게 되면 신장에서는 혈관을 수축시키는 호르몬을 분비하여 혈압을 상승시키게 되어 악순환이 초래된다. 주로 요검사와 혈액검사(혈중 크레아틴)를 통해 진단한다.

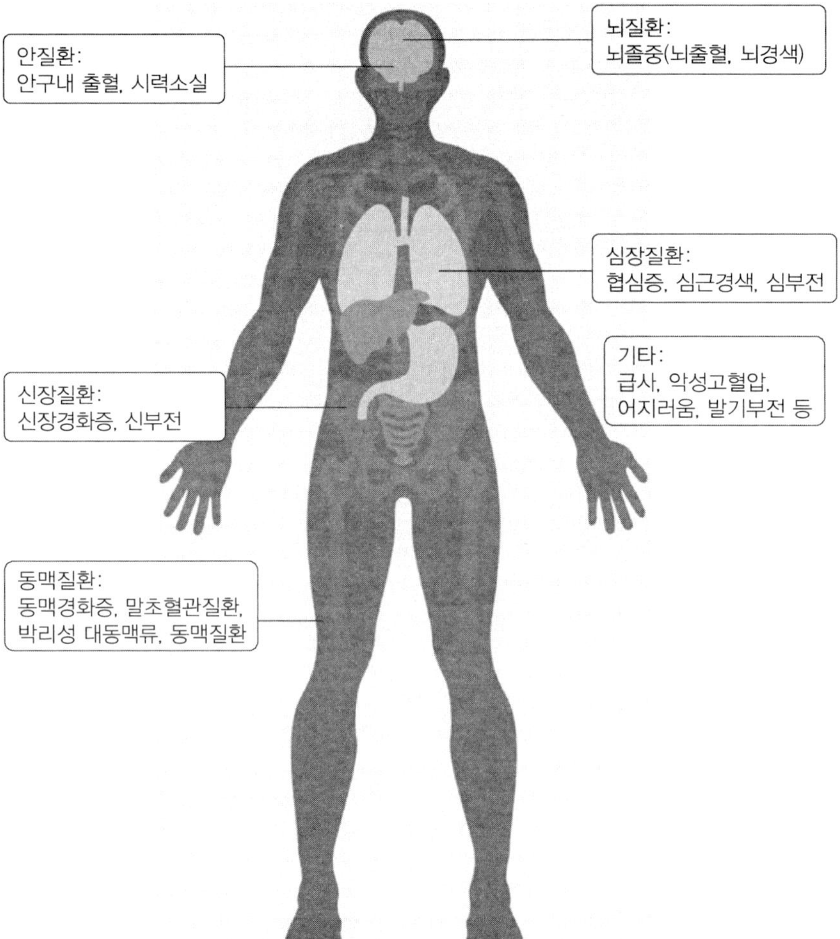

[그림 2-4] _ 고혈압의 합병증

고혈압의 예방

고혈압인 사람은 혈압이 정상인 사람에 비해서 수명이 짧다. 특히, 뇌, 심장, 신장에 합병증이 있으면 더욱 그러하며 사인死因도 이들 합병증에 의한 것이 특징이다. 특히 뇌출혈, 협심증, 심근경색, 요독증 등에 의한 것이 많다. 그러나 바른 생활지도나 관리 및 치료 등으로 수명의 단축을 막을 수 있다.

고혈압의 식이조절

섭취제한 식이

고혈압 환자에게 가장 중요한 것은 소금 섭취를 줄이는 것이다. 고혈압과 소금은 아주 밀접한 관계가 있다. 과다소금 섭취는 체액을 증가시켜 우리 몸속의 혈류량을 늘려 혈압을 높이므로 소금섭취량을 줄이는 것만으로도 혈압을 어느 정도 낮출 수 있다.

또한 혈압약을 복용하고 있을 경우 소금섭취량이 많으면 좋은 효과를 얻기가 어렵고 특히 심장병이 있는 경우 심장에 혈액량이 많아져 부담을 많이 주어 악화되기 쉽다.

알코올 섭취는 급성으로도 혈압을 올리지만 만성적으로도 혈압을 올리므로 섭취를 제한해야 한다. 고혈압이 발생 했을 때에는 음주량과 혈압이 비례적으로 상승할 수 있으며, 지속적으로 음주를 할 때에는 난치성 고혈압을 초래 할 수도 있다. 또한 혈압약의 효과를 떨어뜨려 혈압조절에 어려움을 준다. 술 자체로서의 열량이 높기 때문에 체중 증가를 유발하고, 체중 증가로 인한 혈압이 높아지는 현상이 일어날 수 있다. 따라 과체중이거나 비만인 경우에는 더욱더 술의 섭취를 제한해야 한다.

동물성 지방의 지나친 섭취는 혈청 콜레스테롤을 증가시켜 동맥경화를 촉진하고 그로 인해 고혈압을 악화시키는 요인이 된다. 혈관에 플라그가 침착되게 되면 혈액의 흐름이 방해를 받게 되어 혈압이 높아지게 된다.

그러나 식물성 기름과 생선기름에 다량 함유된 고도불포화 지방산은 혈압강하작용이 있으며 특히 생선기름은 혈전을 예방하는 효과가 알려져 있으므로 콜레스테롤이나 포화 지방산이 많은 동물성 지방을 제한하고 식물성 기름의 섭취량을 늘리고 등 푸른 생선을 섭취한다. 이 때 식물성 기름이라 하면 참기름, 들기름, 올리브유, 포도씨유, 해바라기유, 식용유 등을 말하여 식물성 기름이라 하더라고, 튀김 등에 여러 번 사용하거나, 유통기간이 지난 경우 트랜스 지방으로 변질되어 인체에 해를 끼치므로 섭취하지 않는다.

섭취권장 식이

식이 섬유소는 콜레스테롤을 저하시키는데 그 기전은 우리 몸 속의 콜레스테롤은 일부가 담즙산으로 변환되며, 이 생성된 담즙산은 다시 간장으로 들어가서 콜레스테롤 재생에 참여하는데, 이 과정에서 식이 섬유소가 물리적으로 흡착하여 대변으로 배설함으로써 간장과 혈액속의 콜레스테롤을 낮춘다.

칼륨이 혈압을 낮추는 기전은 칼륨은 나트륨과 길항작용이 있기 때문에 나트륨의 배설을 촉진하고 혈관을 확장시키는 등의 생리적 기전에 의해 혈압을 감소시킨다. 그러므로 나트륨을 많이 섭취하는 사람은 칼륨을 많이 섭취해서 밸런스를 맞추어야 한다.

장기적인 칼슘의 섭취부족은 뼈에서 혈중으로 칼슘이 대량 유리되어 혈관벽에 침착하게 됨으로써 혈관의 탄력성을 떨어뜨려 콜레스테롤과 함께 동맥경화를 가속화시킨다. 그러므로 충분한 칼슘의 섭취는 뼈를 튼튼하게 만드는 역할 외에도 혈압조절에 효과가 있으므로 충분한 칼슘의 섭취가 필요하다.

섬유소는 야채나 과일에 많이 함유되어 있으며, 우리 몸 속에서 소화, 흡수 되지 않고 장을 자극하여 배변을 도와주어 나트륨의 배설을 원활하게 해준다. 또한 잡곡류와 신선한 채소에는 칼륨이 풍부하여 혈압조절에 도움을 준다.

고혈압의 운동 처방

고혈압의 운동 효과와 운동 처방

운동은 호흡계 및 심폐체력 기능을 강화시키고 혈액순환을 촉진하여 혈압을 저하시키고 혈액속의 당 성분을 에너지로 소모하므로 혈당조절이 용이하다. 또한 운동을 통하여 에너지를 소모하면 체중이 감소하여 비만을 해소하게 되고 혈액 내에 있는 혈중 지질 농도 역시 저하가 되어 혈관이 깨끗해지고 몸에 좋은 HDL-C를 증가 시킨다.

운동은 혈압조절에 중요한 역할을 한다. 규칙적인 운동은 혈압의 예방과 치료에 모두 효과가 있고 비활동적인 사람은 활동적인 사람보다 고혈압의 위험이 20~50% 높다.

고혈압에 좋은 운동에는 첫째, 유산소 신체활동 및 운동을 먼저 실시한다. 유산소 신체활동 및 운동에는 걷기, 조깅, 수영, 자전거 타기 등이 있다. 둘째 근력, 근지구력 운동을 실시한다. 과도한 무게로 무리하게 운동을 실시하게 되면 오히려 혈압상승 및 뇌출혈을 유발할 수 있기 때문에 가벼운 무게로 반복횟수를 늘려 준다. 셋째 운동 전 후의 근관절 유연성을 증가시키는 운동은 혈액순환을 도와주고 근육을 이완시키고 관절을 부드럽게 해 준다. 스트레칭은 근관절의 유연성을 증가시키는 효과도 있지만 운동을 할 때 부상을 방지하기 위해 꼭 실시하여야 한다.

운동 빈도는 일주일 당 3~5일이 적당하고 운동 강도는 약간 힘들게 숨이 찰 정도로 운동 시간은 15~45분이 적당하며 운동 종류는 걷기와 같은 유산소 운동 등을 즐기면서 하는 것이 기본적인 고혈압 운동 처방이다.

운동 시 주의사항

심장질환자는 운동 강도에 따라 심장발작을 일으킬 수 있으므로 먼저 심장 질환의 유무를 확인하고 심장질환자는 운동을 시작하기에 앞서 의사와 상의하여 안전한 운동을 하여야 한다. 운동을 하게 되면 수축기 혈압은 신체활동 및 운동 강도에 비례적으로 증가한다. 따라서 운동 중에 가슴이 답답하거나 현기증을 느끼거나 흉통이 있을 때에는 운동을 중지하고 진료를 받아보는 것이 좋으며 운동 강도를 낮춰야 한다.

또한 약을 복용하지 않고 운동을 하는 경우는 혈압이 상승하여 위험할 수 있으므로 약을 복용하고 운동을 하여야 한다.

고혈압 환자가 피해야 할 운동은 역도, 덤벨체조와 같은 중량운동, 단시간에 빨리 달리기, 턱걸이, 팔굽혀펴기와 같은 힘을 쓰는 운동과 다이빙처럼 머리를 낮추는 운동은 혈압에 해롭고 상지운동이 하지운동 보다 혈압을 상승시키므로 이런 운동을 되도록 피하고 운동을 해야 하는 경우는 가벼운 무게로 반복횟수를 늘려간다. 처음부터 강한 신체활동 및 운동은 삼가하고 처음 2주간은 가벼운 운동부터 시작하여 운동량을 점차 늘리는 것이 좋으며 컨디션이 좋지 않은 날은 운동을 중지한다.

운동의 정도는 다음날 까지 피로를 느끼지 않을 정도의 운동이 좋으며 습도, 기온이 높을 때, 정신적으로 불안할 때 과식 후 운동을 중지하여야 한다. 또 신발은 쿠션감이 좋은 신발을 신는 것이 좋고 되도록 어두울 때는 운동을 하지 않는 것이 좋지만 꼭 운동을 하여야 한다면 밝은색 옷을 입어서 다른 사람의 눈에 잘 띄게 한다.

4 _ 고지혈증

고지혈증의 의미

고지혈증이란 혈중 총콜레스테롤이 높거나 중성지방이 높은 고중성지방혈증이다. 고지혈증은 대개 그 자체가 증상을 나타내는 것이 아니라 동맥경화를 일으켜 협심증이나 심근경색증 등의 관상동맥 질환, 뇌혈관 질환 등을 일으키는 위험인자가 되기 때문에 중요시되고 있다.

혈액 내의 지방질은 보통 콜레스테롤이라 부르는 것으로 총콜레스테롤, 중성지방, 저밀도지단백 및 고밀도지단백으로 나눌 수 있다. 이들 지방질이 비정상적으로 과다한 경우를 고지혈증이라 한다. 과다한 지방질은 동맥 혈관벽에 쌓여 협심증이나 심근경색증, 뇌혈관질환 등의 원인이 되므로 반드시 적절한 수준으로 유지해야 한다. 각종 상황에 따라 기준이 다르기는 하나 일반적으로 혈중 콜레스테롤이 240mg/dL 이상인 경우 고콜레스테롤혈증이라 하며, 정상 수준인 200mg/dL 이하로 낮추는 것이 좋다. 지질은 다음과 같이 경도, 중등도, 고도의 3단계로 나눌 수 있다.

[표 2-4] _ 총콜레스테롤과 중성지방 진단기준

정상기준	총콜레스테롤(mg/dL)	중성지방(mg/dL)
경도	220 ~ 259	150 ~ 299
중등도	260 ~ 299	300 ~ 749
고도	300 이상	

원인

고지혈증은 협심증, 심근경색, 뇌졸중, 동맥경화증, 지방간 췌장염의 주범이다. 고지혈증은 혈액 속에 기름이 정상보다 많다는 것이다. 원인은 우리가 알고 있는 것처럼 고기를 많이 먹어서 오는 것은 아니다. 고기 외에도 많은 칼로리 섭취, 술이나 약, 일상생활에서 흔히 접하는 커피, 유전적인 영향에 의해서, 또는 어떤 질환에 의해 이차적으로 올 수도 있다.

몸 안에 있는 콜레스테롤은 음식으로 섭취하거나 간에서 만들어진다. 따라서 혈액 내 콜레스테롤 양은 콜레스테롤이 많은 식품을 얼마나 많이 섭취하였는가 그리고 간에서 얼마나 만들었는가에 따라 결정된다.

그러나 실제로 섭취하는 양과 합성하는 양은 거의 일정하며, 혈액의 콜레스테롤 수치는 얼마나 운반되고 사용되어 제거되는가에 따라 결정된다. 이론적으로 우리 몸에서 필요한 콜레스테롤은 간에서 충분히 만들어 낼 수 있으며, 음식으로 콜레스테롤을 섭취하지 않는 사람도 혈중에는 충분한 콜레스테롤이 있다.

고지혈증의 원인은 음식물, 유전적 요인, 나이와 성별, 운동부족, 흡연, 스트레스이다. 음식물은 소기름, 돼지기름 등의 모든 동물성 기름과 버터, 쇼트닝, 코코넛 기름과 팜유 등의 포화지방, 술, 커피 등 중성지방, 모든 트랜스지방, 고열량 음식은 콜레스테롤 수치를 증가시킨다. 탄수화물을 지나치게 많이 섭취할 경우 중성지방이 증가하고, HDL-C는 감소할 수 있다.

유전적 요인으로 혈중의 콜레스테롤이 높기도 하는데 5백 명 중 1명 정도 가족성 고지혈증이라는 유전질환을 가지고 있다.

나이와 성별은 콜레스테롤에 영향을 미치는데, 나이가 많을수록 증가한다. 남자의 경우 20~50세까지는 증가하고 그 이후부터 약간 감소하는 경향이 있으나, 여자는 20세부터 증가하여 남자보다는 낮은 수치로 폐경 전까지 유지된다. 폐경 후에는 콜레스테롤 수치가 더 높다. 이것은 여성 호르몬인 에스트로겐이 감소되면서 HDL-C가 감소하기 때문이다. 그리고 임신과, 피임약들이 혈중 콜레스테롤 수치를 증가시키기도 한다.

비만인 경우 총 콜레스테롤 수치가 더 높고, HDL-C 수치는 낮으며 운동부족은 결과적으로 비만을 초래하여 콜레스테롤의 양이 증가된다. 유산소 운동은 HDL-C을 증가시킨다. 술은 HDL-C를 증가시키지만, LDL-C를 감소시키지는 못하고 중성지방을 증가시킨다. 흡연은 총 콜레스테롤을 증가시키고, HDL-C를 감소시킨다.

스트레스는 정확한 기전은 알 수 없으나 스트레스, 긴장 등이 총 콜레스테롤 수치를 증가시킨다. 약물은 콜레스테롤을 증가시키는 약물이 있으므로 병원에 갈 때에는 자신이 복용하고 있는 약물을 의사에게 알려 주어야한다.

증상

고지혈증은 동맥경화, 고혈압, 심혈관계 질환 등의 위험요인이 되므로 합병증이 발생하면 위험하다. 대부분 무증상이나 유전적 요인에 의한 가족성 고지혈증이 있는 경우 하지의 아킬레스건과 같은 신체의 다양한 힘줄 부위, 피부에 콜레스테롤 침작으로 생기는 황색종, 눈꺼풀에 생기는 황색판종이 생긴다. 인지질과 콜레스테롤이 침착되어 각막주위 백색의 각막환, 간 비대, 비장 비대 등이 나타날 수 있다.

약물요법 및 식이조절

고지혈증의 검사수치에 따라서 또 관상동맥질환의 유무, 남성, 당뇨병, 고혈압, 흡연 등 위험인자에 따라 치료목표가 달라진다. 우선은 식이요법과 운동요법이 기본이지만 3~6개월 정도 식이요법과 운동요법을 하고서도 치료목표에 도달하지 못하면 약물요법을 하게 된다. 또한 일정 수준 이상의 수치가 나오면 지체없이 약물요법으로 조절하게 된다. 약물에는 콜레스테롤을 떨어뜨리는 약과 중성지방을 떨어뜨리는 약 2가지가 있다. 콜레스테롤의 합성을 억제한다든지 배설을 촉진하는 등의 약이다. 약을 복용하는 동안에도 식이요법과 운동요법을 계속적으로 해야 한다. 또한 이 계통의 약들은 간 기능의 이상, 두통, 피로감, 소화불량, 근육통 및 관절통, 발기부전 등의 부작용이 나타날 수 있으므로 복용량과 방법을 정확하게 지켜야 하며 일정기간마다 내과를 재방문하여 필요시엔 검사를 해야 한다.

운동을 지속하게 되면 대게 HDL-C는 90%가 증가하고 중성지방은 70%가 감소한다.

지방이 많이 든 육고기, 팜 오일이나 코코넛 오일, 전유로 만든 유제품 등은 가능한 한 제한하고, 신선한 과일과 야채, 현미 잡곡 빵과 씨리얼, 저지방의 유제품 등을 먹는 것이 좋다.

운동요법

식이요법의 효과는 운동을 병용할 때 훨씬 좋아지게 된다. 이를 지속적으로 유지하면 과다 체중 감소에 도움이 된다. 일반적으로 달리기, 걷기, 수영, 골프, 자전거, 체조, 스키 등 심장이 두근거리고 땀이 나고 얼굴도 붉어지는 유산소 운동을 권하며, 최소 3일에 1회 정도 운동을 할 때는 30분에서 45분 정도가 적당하며, 처음부터 무리하게 실시하는 것보다 서서히 운동량을 늘리는 것이 좋다.

운동 종목은 경보, 조깅, 달리기, 스키, 테니스, 축구 또는 고된 작업 등과 같은 지속적인 유산소 운동이 있다. 운동 강도 최대 심박수의 60~80% 정도, 심박수의 측정이 곤란한 경우에는 약간 숨이 차는 느낌이 있을 정도, 호흡의 곤란을 느끼지 않으면서 이야기 할 수 있을 정도의 강도로 운동하면 된다. 최대 산소 섭취량의 약 50~70% 정도의 조금 높은 강도로 하는 것이 좋다. 고지혈증은 운동량보다 운동 강도 쪽이 효과면 에서 중요하다. 고혈압이 있는 사람이나 고령자는 최대 산소섭취량이 50%가 넘지 않는 운동 강도로 운동을 실시한다.

운동 시간은 운동의 종류 및 강도에 따라 결정되나 일반적으로 20~40분간 지속하게 되면 약 200~300kcal 정도의 에너지를 소비할 수 있다. 1일 운동 시간은 최저 30분으로 한다.

운동 기간은 운동의 효과가 나타나려면 중성지방의 경우는 4개월 정도, 콜레스테롤의 경우는 1년 정도 지속적인 유산소성 운동을 할 때 효과적이다. 약 6~10주 이상의 꾸준한 운동이 고지혈증을 치료할 수 있는 이유는 근육 중에 있는 지질단백인 리파아제라는 중성지방을 분해하는 효소가 작용하여 중성 지방의 분해를 촉진시키고 에너지의 소비를 늘리며 이때 지방을 에너지원으로 사용하기 때문이다.

운동 빈도는 일주일에 4~5번 정도 해주는 것이 고지혈증 해소에 좋다.

운동은 지방 분해 효소의 활성도를 증가시키고 체중과 체지방을 감소시킴으로써 혈중지질을 감소시킨다. 그렇지만 성인에서는 달리기와 같은 약간 힘든 운동을 시작하기 전에 몇 가지 고려할 점이 있다. 협심증과 같은 심장병이 있거나 운동 중에 가슴이 아프거나 현기증이 있다든지, 가족 중에 심장질환으로 일찍 사망하신 분이 있다면 운동을 시작하기 전에 운동부하검사와 같은 심장 정밀검사를 받아서 적절한 운동 강도를 정한 후에 본인의 능력에 맞게 운동을 해야 한다. 이러한 운동부하 심장정밀검사로 잠재적인 관상동맥질환을 찾아낼 수도 있다.

5 _ 동맥경화

동맥경화의 의미

우리 몸은 생명을 유지하는 각종 장기들과 혈관, 근육, 그리고 뼈와 혈액으로 구성되어 있다. 그중에서도 혈관은 동맥과 정맥, 그리고 모세혈관으로 크게 구분할 수 있다. 쉽게 말해서 동맥은 심장에서 우리 몸의 각 부위로 혈액이 나와 퍼지는 역할을 하는 혈관을 말하는 것이고, 정맥은 반대로 우리 몸의 각 부위에서 심장으로 혈액을 보내는 역할을 하는 혈관이다. 모세혈관은 동맥에서 정맥으로 혈액의 순환을 이동시키는 혈관들로 각 신체 부위에 산소와 영양소를 공급하는 역할을 하게 된다.

동맥의 경우에는 심장에서 혈액을 뿜어내는 압력이 발생하기 때문에 정맥에 비하여 좀 더 두껍고 탄력적인 구성을 이루고 있다. 동맥경화는 탄력적인 동맥 속에 노폐물이나 이물질, 지방 덩어리 등이 혈관 내벽에 달라붙어 혈관지름이 좁아져 발생하는 질환이다.

혈관벽에 지방의 일종인 콜레스테롤이 달라붙어 혈관 지름이 좁아지고, 이러한 콜레스테롤로 인하여 혈관이 딱딱해지거나 출혈이 발생하여 혈전, 즉 피떡이 생기고 이렇게 덩어리진 혈전이 혈관을 타고 돌아다니다가 좁은 혈관에 쌓이게 되면 혈액이 세내로 흘러가지 않거나 심지어 막힌 혈관에 의하여 혈관이 터지는 경우가 발생하게 되는데 이것이 동맥경화이다.

동맥경화가 여러 가지 질병의 원인이 되는 것은 우리 몸의 전 지역에 흩어져 있는 혈관들 때문이다. 심장에서 나와 온 몸으로 흩어지는 동맥의 어느 부분에 이러한 경화증이 발생하느냐에 따라서 각각 다른 병으로 불려진다. 뇌로 향하는 동맥혈관이 막히면 뇌졸중, 심장 근육으로 통하는 관상동맥혈관이 좁아지면 협심증, 이러한 협심증이 심해져 심장근육의 괴사가 일어나면 심근경색증, 심장에서 나오는 동맥혈관의 폭이 좁아져 혈액을 내뿜는 심장 자체에 부담이 발생하면 고혈압, 손과 발 등 말초동맥혈관에 혈액순환이 제대로 이루어지지 않으면 당뇨성 손발 괴사증이나 수족냉증 등이 발생하게 된다.

동맥경화의 원인

동맥경화의 발생과 진행을 초래하는 원인에 대해서는 아직 밝혀지지는 않았다. 그러나 동맥경화를 잘 일으키고 진행을 촉진시키는 주요 위험 인자는 고콜레스테롤혈증(낮은 고밀도 지단백 콜레스테롤, 높은 저밀도 지단백 콜레스테롤), 높은 중성지방, 고혈압(140/90mmHg 이상), 흡연, 당뇨병, 심혈관 질환의 가족력, 연령 증가, 운동부족, 과체중 및 복부비만 등이다.

동맥경화의 증상

죽상동맥경화로 결국 혈관이 좁아지거나 막히게 되면 그 혈관이 담당하는 말초로의 혈액순환에 장애가 생기므로, 좁아진 혈관에 따라 증상이 다르게 나타나게 된다.

죽상동맥경화는 주로 심장에 혈액을 공급하는 관상동맥, 뇌에 혈액을 공급하는 뇌동맥과 경동맥, 신장의 신동맥 및 말초혈관을 침범하고, 이로 인해 협심증, 심근경색 등의 허혈성 심장질환, 뇌경색과 뇌출혈 등의 뇌졸중, 신장의 기능이 저하되는 신부전 및 허혈성 사지 질환이 나타나게 된다.

협심증(angina pectoris)은 죽상동맥경화 및 혈전에 의해 관상동맥의 내부 지름이 좁아져 심장근육으로의 혈류 공급에 장애가 생기는 경우를 말한다. 관상동맥이 좁아져 있기는 하지만 협심증 환자도 휴식 중에는 어느 정도 심장근육에 혈액 공급이 이루어질 수 있다. 그러나 운동을 하거나 힘든 일을 하는 경우, 또는 정신적으로 심한 스트레스를 받을 경우에는 심장이 더 많은 일을 해야 하므로 필요한 혈액의 양이 증가하게 된다. 협심증 환자의 경우 관상동맥이 좁아져 있으므로 이러한 상황에서 혈액공급을 증가시키는 데 한계가 있고, 따라서 상대적으로 심장으로 가는 혈액량이 심장이 필요로 하는 양보다 부족한 상태가 되어 가슴에 통증을 느끼게 된다. 이때 휴식을 취하면 심장이 요구하는 혈액량이 감소하게 되므로 증상이 사라진다.

심근경색증(myocardial infarction)은 보통 죽상동맥경화로 인해 협착이 일어난 관상동맥에 갑자기 혈전이 생기면서 심장근육으로 가는 혈류가 완전히 차단되어 발생하게 된다. 이 경우에는 휴식을 취하더라도 가슴 통증이 사라지지 않는다. 심장근육에 혈액이 30분 이상 공급되지 못하면 해당 부위의 심장근육 세포가 죽게 되고, 그 부위는 기능이 사라지므로 심장의 펌프 기능이 감소하여 심부전으로 진행될 수 있다. 급사 또는 심장 돌연사란 말 그대로 증상이 나타난 지 1시간 이내에 사망하는 경우를 말한다.

말초혈관폐쇄성 질환은 말초에 혈관에 생기는 동맥경화로 말초혈관은 대동맥, 대정맥에서 갈라지는 동맥과 정맥, 그리고 림프관을 말한다. 주로 죽상동맥경화로 인해 혈관이 협착되어 해당 혈관으로부터 혈류를 공급받는 장기의 기능에 손상이 생기고, 절단 및 사망에 이를 수 있다. 말초혈관 폐쇄는 하지동맥에 생기는 경우가 가장 흔하다.

동맥경화의 검사

허혈성 심장질환을 검사하는 방법은 관상동맥의 CT촬영으로 검사할 수 있다. 심장혈관에도 콜레스테롤, 염증물질 등의 물질들이 침착하여 오랜 시간이 지나면 딱딱하게 굳어 석회화 병변이 생길 수 있는데, 이를 이용하여 CT를 촬영하는 것이다.

심장근육에 허혈성 병변이 있는지 확인하기 위해서는 운동이나 약물로 심장의 일을 증가시켜 심전도 이상을 확인하는 운동부하 심전도나 혈류의 분포를 보는 심장 핵의학 검사를 시행한다. 가장 확실한 방법은 직접 관상동맥을 촬영하여 혈관의 어느 부위가 어느 정도 좁아져 있는지를 심장혈관 CT 혹은 심장 혈관조영술로 확인하는 것이지만, 검사 자체의 위험성 때문에 의사와 상의한 후 단계적으로 검사를 받게 된다. 심장혈관 조영술은 카테터를 대퇴동맥 또는 요골동맥으로 넣어 심장까지 찾아 들어가서 혈관을 보는 검사이다. 카테터를 관상동맥의 입구에 놓고 조영제를 관상동맥에 밀어 넣으면서 엑스레이 촬영을 한다. 이 검사는 관상동맥 안쪽에 동맥경화로 인해 좁아진 모습을 그대로 보여주므로 정상에 비해 심장혈관이 얼마나 좁아져 있는지를 눈으로 직접 확인할 수 있다.

말초혈관질환, 사지혈관 허혈성 질환은 하지혈관의 동맥경화성 병변이 있는지는 팔과 발목의 혈압을 측정하여 비율을 계산하여 짐작할 수 있다. 말초혈관폐쇄성 질환이 의심되면 CT 혈관조영술이나 말초 혈관조영술로 확인한다.

경동맥 질환은 경동맥 초음파, MRA(자기공명혈관조영술) 등으로 혈관에 침착되어 있는 죽상동맥경화반을 확인 할 수 있다. 뇌졸중은 뇌 MRI, 뇌 MRA로 동맥경화를 검사할 수 있다.

동맥경화의 치료

죽상동맥경화의 치료는 크게 두 가지로 나눌 수 있는데, 질환의 진행을 예방하기 위한 치료 및 장기로의 혈액 공급에 이미 장애가 생겨 증상이 나타났거나 장기의 기능 저하가 초래된 경우에 좁아진 혈관을 넓히거나 혈관을 붙여 우회로를 만들어주는 치료가 있다.

진행을 예방하는 치료에는 건강한 혈관을 유지하기 위한 혈압 관리, 당뇨병 관리, 금연, 규칙적인 유산소 운동과 체중 관리 및 혈액의 콜레스테롤 함량을 개선시키기 위한 생활습관 관리와 지질 강하제 등이 있다.

좁아진 혈관의 혈액순환을 개선시키기 위해 혈관조영술을 시행하여 좁아진 곳이 있으면 카테터를 통해 혈관 성형풍선을 넣어서 부풀려줌으로써 동맥경화로 인해 좁아진 부분을 넓혀 줄 수 있다. 또는 그물망처럼 생긴 스텐트를 넣어서 관상동맥의 혈관 벽을 지지해 줌으로써 다시 좁아지는 것을 방지하기도 하는데 이를 혈관 성형술이라고 한다. 그러나 혈관이 좁아졌다고 모두 확장하는 것은 아니다. 확장 시술을 했을 때 혈류 공급에 이득이 된다고 생각되고 시술하기 적절한 병변일 때 풍선성형술 또는 스텐트 시술을 한다. 대개 혈관의 내경이 50%이상 좁아져 있을 때 증상과 관련이 있고 이 병변을 넓혀 주면 증상의 호전을 가져온다. 경미하게 혈관에 쌓인 물질들은 금연, 혈압 조절, 혈중 콜레스테롤 관리 등을 통해 안정화될 수 있으며 철저한 위험 요인의 관리를 통해 향후 죽상경화반이 생기고 진행하는 것을 방지할 수 있다.

외과적 치료 방법으로는 내과적 치료 특히 동맥 성형술이 여의치 않은 경우 행해지며, 우회로이식술을 하게 된다. 이는 자신의 다른 혈관이나 인공 혈관을 이용하여 혈관의 좁아진 부분의 아래로 혈관을 우회하여 연결시켜 주는 것이다.

동맥경화와 식이요법

죽상동맥경화는 매우 느리게 진행되는 만성 질환으로 질병으로 나타나기 전까지는 증상이 없기 때문에 예방하는 것이 중요하다.

채소위주의 식단과 현미를 먹는 것이 좋다. 현미의 껍질과 거친 부위를 깎아낸 것이 한국인의 주식인 쌀이다. 쌀은 탄수화물 함량이 많은 음식인데, 이러한 탄수화물은 혈청 중성지방을 증가시키고 HDL-C의 감소를 유발할 수 있다. 바로 탄수화물이 체내 지방의 형태로 축적되기 때문이다.

고지혈증은 혈액 내 콜레스테롤 수치가 높은 질환으로 동맥경화와 깊은 관련성을 지니고 있다. 동맥경화가 섭취 지방이 문제라면 고지혈증 역시 섭취 지방이다.

이러한 고지혈증은 혈액검사를 통하여 혈중 콜레스테롤 수치를 측정하여 알 수 있는데, 총 콜레스테롤 이외에 혈액 내 포함되는 트리글리세라이드라는 중성지방, 혈관 내벽에 달라붙어 동맥경화를 유발하는 LDL-C, 그리고 혈관 내 달라붙은 콜레스테롤을 제거하는 HDL-C 등으로 구분할 수 있다. 쌀밥은 바로 혈관을 청소하는 HDL-C를 감소시키는 원인이 되고, 중성지방을 높인다. 사람들이 자주 빠지는 식습관의 함정은 육류를 먹어서 대표적인 에너지원인 지방과 단백질, 탄수화물을 섭취해주어야 우리 몸이 활동하는데 필요한 에너지를 얻을 수 있다고 생각하는데 있다. 잡곡 가운데 도정하지 않은 쌀인 현미만 꾸준히 섭취 해주어도 단백질은 충분히 섭취할 수 있다. 따라서 채식을 하되 가급적 원료에 포함된 영양소들의 손실 없이 섭취할 수 있는 생식을 하는 것이 더욱 이로울 것이다.

생식은 완전 식물성 음식으로서 곡물류를 비롯하여 다양한 야채와 과일을 포함하고 있다. 이러한 야채와 과일에는 비타민을 비롯하여 베타카로틴과 레시틴, 이소플라본, 그리고 식이섬유 등 혈액과 혈관을 정화하고 튼튼하게 하는 영양소들이 포함되어 있다. 따라서 동맥경화에 좋지 않은 음식을 먹지 않는 것에 비하여 동맥경화의 개선에 이로운 음식을 섭취함으로 적극적으로 혈액의 순환에 도움이 될 수 있을 것이다. 이러한 영양소들은 식물성이므로 가열하게 되면 쉽게 파괴와 변형을 초래하기 때문에 생식을 하는 것이 좋다.

동맥경화와 운동

혈중 지질을 개선하기 위한 육체적 활동이나 유산소 운동은 중-고 강도로, 5~7일/주, 적어도 하루에 30분 이상하여야 하며 체중 감량을 목표로 하는 경우에는 하루 60분 이상의 운동이 필요하다. 중등도의 강도란 30분간 빠른 걸음 걷기, 20분간 수영, 자전거 타기(5miles/30분) 등이다.

지속적인 유산소 운동을 하면 혈청 중성지방 수치가 평균 20~30% 감소하고,

HDL-C 수치가 2~8mg/dL 정도 증가한다. 그러나 운동을 열심히해도 총 콜레스테롤은 대개 변화가 없는 경우가 많은데, 총 콜레스테롤 및 LDL-C의 감소는 체중, 체지방량의 감소, 그리고 지방섭취량의 감소와 주로 관련이 있다. 이러한 운동의 효과는 1회의 운동에 의해서도 일어나지만, 효과를 지속시키기 위해서는 규칙적인 운동이 필요하다.

근력 운동을 하면 체지방량이 감소하고 근육량이 늘면서 총 콜레스테롤과 LDL-C를 감소시킬 수 있다.

6 _ 뇌졸중

뇌졸중의 의미

뇌졸중은 뇌혈관 장애로 발생하는 모든 질환 및 사고를 가리킨다. 일반적으로 뇌혈관에 나타난 병적인 원인에 의해 뇌혈관에 순환장애가 일어나면서 장애, 발생부위에 정신증상 및 신경증상이 빠르게 나타나는 것을 말한다. 이때 나타나는 뇌혈관질환의 주된 증상으로는 갑작스러운 의식장애와 함께 신체의 반신에 걸쳐 일어나는 미비증세를 들 수 있다.

우리 몸에서 뇌의 활동은 뇌동맥을 통해 흐르고 있는 혈액에 의해 산소와 영양소를 공급받아 이루어진다. 우리 몸의 조직 가운데 특히, 뇌 조직은 산소 부족에 민감하다. 뇌 조직에 충분한 양의 산소를 공급받지 못하면 해당 부분의 뇌 활동은 정지되어 버리고, 이러한 상태로 시간이 지나면 해당 부위의 뇌 조직은 손상을 받는다.

산소공급이 3초 동안만 중단되어도 뇌 조직이 손상되어 우리 몸이 식물 상태에 빠지는 최악의 상태에 빠지기도 한다. 이와 같은 뇌 활동을 뒷받침하는 뇌동맥에 이상이 생겨 혈액을 제대로 공급받지 못하면 침해된 부위에 따라 말을 못하거나 팔다리가 마비되는 등의 뇌 질환 증상이 나타난다. 이러한 증상을 폭넓게 뇌졸중이라고 부르고 있다.

뇌졸중은 크게 나누어 뇌혈관이 터져서 생기는 뇌출혈과 막혀서 생기는 뇌경색의 두 가지로 볼 수 있다.

뇌출혈은 뇌 안에서 피가 터져 번지는 뇌실질내출혈과 뇌 밖의 지주막하강에서 터지는 지주막하출혈이 있다.

뇌경색은 뇌경색으로 뇌혈관 자체가 오랜 시간에 걸쳐 변하여 막히는 뇌혈전과 뇌혈관 자체는 큰 변화가 없는데 몸 안의 혈관에서 피가 엉겨 만들어진 핏덩이가 흘러들어와 뇌혈관을 막아버리는 뇌색전이 있다.

뇌졸중의 위험인자

고혈압인 사람은 뇌혈관 가운데 혈액의 흐름이 적어지고 이로 인하여 산소공급부족 현상이 장기화되어 그 부분에 괴사가 일어나 뇌졸중의 원인이 된다.

뇌출혈과 뇌경색의 가장 큰 위험인자로서 수축기 및 확장기 혈압의 정도와 뇌졸중의 유발정도가 상관이 있으며 특히 수축기 혈압이 관련성이 크다. 고혈압이 있는 환자에서는 뇌졸중이 정상인에 비해서 5배 가량 더 많이 발생한다. 또한 고혈압은 뇌경색과 뇌출혈 모두의 원인이 되며 뇌경색보다는 뇌출혈에 더욱 중요한 인자가 되므로 뇌출혈이 많은 우리나라에서는 더욱 중요한 위험 인자가 된다. 그러므로 고혈압을 적절히 조절한다면 뇌졸중으로 인한 사망률을 감소시킬 수 있을 것이다.

콜레스테롤은 뇌졸중의 공범으로 일반 성인의 경우 150~200mg/dL가 콜레스테롤의 정상치이다. 콜레스테롤 숫치가 250mg/dL를 넘어서면 동맥경화형의 뇌졸중이나 심근경색의 위험이 있기 때문에 조심할 필요가 있다.

심장병은 심장판막증, 부정맥, 심방세동, 심근경색증, 울혈성심부전 등 심장기능에 이상이 있는 병으로 심장환자인 경우는 정상인에 비해서 뇌졸중에 대한 위험률이 2배 정도 높다. 심장판막증이 없는 노인에서 심방세동이 있는 경우에는 뇌졸중이 생길 확률이 5배 정도 높아지며, 뇌졸중 자체가 허혈성 심근경색증 등과 같은 심장병의 중요한 위험인자로 알려져 있고 상당수의 뇌졸중 환자가 뇌졸중 자체보다는 심장병으로 사망한다. 뇌졸중이 있는 경우는 심장에 대한 검사를 철저히 하여야 하고, 심장병이 있는 경우는 뇌졸중의 예방에 관심을 기울어야 한다.

나이는 뇌졸중의 위험인자로 연간 발생하는 뇌졸중의 약 28%가 65세 이하에서 일어난다. 나이가 들수록 뇌졸중 발병 확률이 높아지며, 70대는 50대에 비하여 발병 빈도가 4배 정도 높다.

이전의 뇌졸중 병력으로 뇌졸중에 걸린 사람의 경우에 재반할 위험률이 10~20배 정도로 높아진다. 그러나 위험인자를 잘 치료하면 뇌졸중의 재발을 줄일 수 있다.

일과성 뇌허혈 발작이 있다는 것은 이미 허혈성 뇌졸중이 발생했다는 것을 시사한다. 일과성 뇌허혈 발작이 있었던 환자는 앞으로 일과성 뇌허혈 발작, 완전뇌졸중 및 심근경색증을 앓을 위험이 높다. 뇌졸중이 일어날 확률이 나이가 65~75세의 일반인인 경우에 매년 1%라면, 일과성 뇌허혈 발작이 있었던 경우는 5~8%로 높아진다. 일과성 뇌허혈 발병 후 1년 이내에 뇌졸중이 생길 확률이 가장 높다.

흡연은 나이, 고혈압의 유무 및 그 외의 심혈관 질환의 유무와는 상관없이 흡연 자체가 뇌졸중의 위험 인자가 된다. 흡연은 특히 65세 이하의 성인에서 뇌졸중의 위험인자로 작용하며, 젊은 15~45세 사이의 젊은 성인에서 흡연가가 비 흡연가에 비해서 뇌경색이 1.6배나 더 잘 생긴다고 한다. 흡연한 기간이 길면 길수록 그 위험 정도가 더 높다. 흡연가가 담배를 끊으면 2년 내에 뇌졸중에 대한 위험도가 상당히 감소하고, 5년째는 담배를 피우지 않는 사람과 같아지는 것으로 밝혀져 있다.

당뇨병은 뇌졸중의 중요 위험 인자 중에 하나인 고혈압을 직접 그리고 간접적으로 일으키며, 또한 그 자체로 뇌졸중의 위험인자로 작용한다. 당뇨병 환자는 정상인에 비하여 뇌졸중의 빈도가 2배 정도 높다.

과다한 음주는 출혈성 뇌졸중, 특히 지주막하 출혈과 연관성이 있다. 소량의 음주는 뇌졸중의 위험정도를 줄인다는 보고도 있으나 과학적으로 입증된 자료는 아니다.

혈청지질이상은 뇌졸중보다는 관상동맥질환과 연관성이 더 많다. 혈청지질이상은 주로 55세 이하의 환자에서는 뇌졸중의 위험률을 높이지만, 나이가 많은 경우는 관련성이 적다고 한다. 콜레스테롤치가 높은 경우에 뇌졸중이 일어날 확률이 높다. 지질이 낮다고 반드시 좋은 것은 아니며, 오히려 콜레스테롤치가 매우 낮은 사람에서는 뇌출혈이나 지주막하출혈과 같은 출혈성 뇌졸중이 생길 위험이 높다.

경구용 피임약 복용 경구용 피임약을 복용하는 경우에 위험도가 4~13배 정도로 증가한다. 특히 흡연을 같이하는 경우는 위험정도가 배가倍加한다.

뚱뚱하면 뇌졸중에 잘 걸린다고 생각하기 쉽다. 물론 뚱뚱한 사람은 혈압이 높아지기 쉽고. 당뇨병에 잘 걸리며 고지혈증이 생길 가능성이 높기 때문에 뇌졸중에 걸릴 가능성도 함께 높아진다. 그렇다고 해서 단지 뚱뚱하다는 것만으로 뇌졸중에 잘 걸리는지에 대해서는 확실히 알려진 바가 없다. 다만 비만이 고혈압, 당뇨병이나 고지혈증과 함께 발생하는 경우에는 간접적으로 뇌졸중의 위험 인자가 된다. 특히 비만인 중에서도 배가 나온 비만인 경우에 뇌졸중에 잘 걸린다는 연구 결과가 있다.

고혈압뿐 아니라 뇌졸중의 중요한 원인이 된다. 음식을 짜게 먹는 나라일수록 뇌졸중에 의한 사망률이 높은 것으로 밝혀져 있다.

뇌졸중의 위험인자 중 고혈압, 심장병, 일과성 뇌허혈 발작, 흡연, 음주, 이상혈청지질, 경구용 피임약 복용, 비만 등은 치료나 교정이 가능함으로, 이들 위험인자가 있는지를 알아보고 관련 질환을 치료하거나 생활 습관을 교정한다면 뇌졸중과 그로 인한 사망 및 후유증 등을 줄일 수 있을 것이다.

7 _ 골다공증

골다공증은 뼈의 크기나 성별, 나이, 인종에 따라서 신체가 필요로 하는 수준에 못 미칠 때 발생한다. 이와 같은 현상은 40~50대 이후의 여성들에게서 특히 많이 관찰된다. 노인들이나 폐경 이후의 여성들에 많이 발생하는 골다공증은 칼슘대사에 이상이 생겨 뼈에서 칼슘과 무기질 등 많은 양이 빠져나가 구멍이 뚫리며 뼈가 약해지는 병이다.

뼈는 세포나 다른 신체조직같이 계속적으로 성장되고 재복구가 된다. 뼈의 형성과 깊은 관계를 가지고 있는 칼슘은 뼈를 강하고 질기게 할뿐만 아니라 혈액을 응고시키고, 근육, 신경, 뇌가 정상적인 기능을 하도록 돕는데 본질적인 요소로서 작용을 한다.

▪ 골다공증의 의미

골다공증은 뼈에 구멍이 많이 생기는 병이다. 뼈에 구멍이 많아지면 속이 비어서 골량이 줄어들어 가벼워지고 약해서 골절이 쉽게 일어나게 된다. 이렇게 뼈에 구멍이 많이 생겨 뼈가 약해지는 병을 '골다공증' 이라 한다.

젊고 건강한 뼈와 골다공증에 걸린 뼈는 어리고 싱싱한 나무와 늙은 고목에 비유할 수가 있다. 우리는 흔히 오래된 고목은 속이 비어 있거나 구멍이 많이 나 있는 것을 볼 수 있다. 이처럼 사람의 뼈도 나이가 들면 구멍이 많이 나서 성글게 된다. 이것은 뼈 속의 골 소주가 흡수되어 구멍이 더욱 커지고 많아진 것인데 골다공증에 걸리면 속뼈인 해면골은 물론 비깥골인 피질골에서도 해면골에서 일어나는 것처럼 현저하지는 않지만 역시 흡수가 일어난다. 이처럼 뼈의 구성 성분인 칼슘, 인, 단백질, 마그네슘, 칼륨 등이 흡수되어 골밀도가 저하되는 것이 골다공증이다.

뼈 조직의 화학적 조성은 유기질인 골기질과 무기질인 골염으로 되어 있으며 정상적인 뼈는 골기질과 골염이 40:60정도로 일정한 비율로 이루어져 있다.

뼈의 이해

골량은 골기질과 골염을 합친 것이다. 이 뼈의 양이 여러 원인에 의하여 감소되어 약해진 상태가 골다공증이다. 골다공증 발병시는 골기질과 골염의 비율은 변하지 않고 골량이 감소한다. 참고로, 뼈는 칼슘이 침착 석회화 되면서 딱딱해지는데, 골의 석회화 장애로 골염이 상대적으로 뼈가 약하고 상대적으로 골기질의 비율이 증가된 경우는 골연화증이라고 한다. 물론 다공증과 연화증이 같이 있는 경우는 골염과 골기질이 다 같이 감소한다.

이와 같이 어떤 원인으로 골량이 감소하는 상태를 골감소증이라고 하며 골다공증이나 골연화증은 모두 골감소증에 속한다.

골다공증을 좀 더 정확히 의학적으로 설명을 하면 골조직의 단위체적당의 골량이 골염과 골기질의 비율을 그대로 유지한 채로 감소하는 상태가 되면서 나타나는 임상 증후군 인데, 골량은 노화에 의한 자연적 생리 현상으로도 감소하기 때문에 병적인 골다공증의 정의는 "골량감소가 생리적 노화에 의한 감소보다도 현저하게 일어나, 뼈가 약해져서 골절 및 변형 등의 임상증상을 나타내는 병"이라고 할 수 있다.

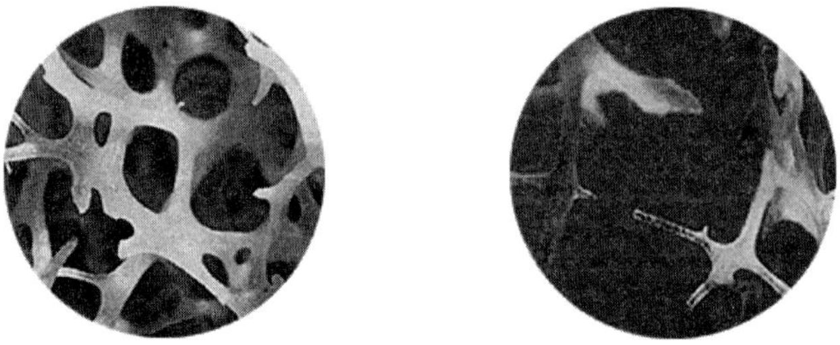

[그림 2-5] _ 정상적인 뼈조직와 골다공증 뼈조직

뼈의 구조

뼈는 우리 몸을 받쳐 주는 기둥일 뿐 아니라, 중요한 장기를 보호하며 칼슘과 인 등의 미네랄을 저장하는 창고이기도 한다. 이런 뼈의 구조를 살펴보면 성숙된 골은 피질골, 해면골, 골막, 골내막 등의 구조로 이루어져 있다. 골막은 골의 바깥 면을 덮고 있는 두껍고 치밀한 결합 조직 층으로 내층cambium layer, 중간층, 외층으로 구별되고, 내층은 골 발생 층osteogenic layer으로 골 모세포가 배열해 있고 혈관이 풍부하며 신생골 형성에 활동적으로 작용하는 부위이다.

뼈의 겉은 두껍고 조밀해 그 입자가 보이지 않는데 반해 뼈의 내부는 마치 스펀지같이 잔구멍이 많이 나 있고 엉성해서 약간 퍼식퍼식하게 채워져 있다. 바깥에 있는 아주 딱딱하고 치밀한 뼈를 피질골이라고 하는데 이 뼈는 신체의 균형을 유지해 주는 기둥의 역할은 물론 내부의 요소들을 감싸는 역할을 한다.

한편 해면골이라 불리는 내부는 골 대사 및 칼슘 대사를 수행하는 역할을 담당한다. 뼈의 구조를 입체적으로 보면 해면골은 구멍 사이에 존재하는 칸막이와 같은 골조직을 골소주骨小舟라고 한다. 이것은 마치 건축물의 뼈대가 가로와 세로로 형성되어 건물을 지탱하는 것처럼 뼈 속에서 가로와 세로로 뻗어있어서 이것을 횡주橫走와 종주縱柱라고 한다. 이와 같은 해면골은 딱딱한 피질골에 비해 골의 파괴와 재형성이 더 빠르게 일어나고 또 골다공증에도 더 많이 영향을 받는다. 피질골과 해면골의 비율은 골에 따라 다르며 동뼈의 주체에는 해면골이 많고 사지를 형성하는 장관골에는 피질골의 비율이 많은데 장관골 중에서도 대퇴골의 경부나 요골의 하단에는 해면골의 비율이 더 많다. 그래서 골다공증으로 인한 골절은 주로 척추, 엉덩이의 대퇴골 경부, 손목의 요골 하단에서 잘 일어난다.

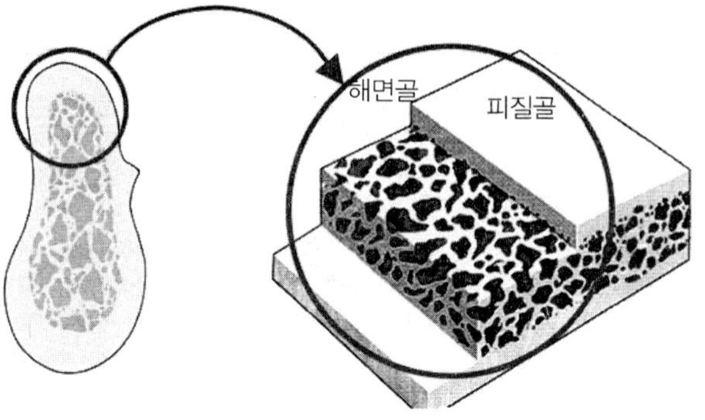

[그림 2-6] _ 뼈의 구조

뼈의 성분

뼈는 단백질과 칼슘으로 되어 있다고 할 수 있다. 이것은 마치 집을 짓거나 토목 공사를 할 때 쓰는 시멘트 콘크리트와 같다. 즉, 단백질이 시멘트라면 칼슘은 모래와 자갈이다. 그래서 사람들은 딱딱한 뼈를 생각할 때 시멘트 콘크리트처럼 생명이 없는 더 이상 변화가 없는 조직이라고 생각하기 쉽다. 그러나 뼈는 콜라겐을 주로 한 유기질에 광물질이 포함된 특수한 조직mineralized collagenous framework으로 단단하며 더 이상 아무런 변화가 일어나지 않는 것처럼 보이지만 항상 변화를 하고 있는 살아 있는 조직이다.

최근에 우리에게 관심이 되고 있는 골다공증은 콘크리트 벽이 오래되거나 어떤 문제가 있게 되면 모래와 자갈이 부스러져 소실되는 것처럼 뼈 속의 칼슘이 어떤 원인으로 인하여 혈중으로 빠져나가 뼈가 약해지게 되는 것이다. 뼈는 골세포와 이들 세포사이에 존재하는 골기질bone matrix로 구성되어 있으며 골기질은 대부분(90%~95%)이 교원 섬유collagen fiber로 구성된 유기질 성분과 주로 칼슘으로 구성된 무기질 성분으로 되어 있다. 뼈의 생화학적 조성은 세포를 포함한 유기질이 35%이고 무기질이 45%이며 나머지 20%는 물이다.

골기질의 교원 섬유는 제 1형 교원 섬유이며 비교원성 유기질은 주로 황산 콘드로이틴, 황산케라탄, 하이알 유론산 등의 단백다당이며 그 외에도 오스테오칼신

osteocalcin, 오스테오폰틴osteopontin, 성장인자growth factor 등이 소량 포함되어 있다.

골기질의 무기질 성분은 골조직의 경도hardness와 강직도rigidity를 결정하며 주된 무기질은 칼슘Ca과 인P으로 우리 몸 전체에 있는 칼슘의 99%, 인의 90%가 뼈에 있다. 이 외의 다른 무기질로는 마그네슘Mg, 나트륨Na, 수산화 탄산hydroxy carbonate 불소fluoride 등이 미량 포함되어 있다.

골다공증의 원인

예전에는 나이가 들어 등이 결리고 꼬부랑 허리가 되는 것은 단순한 노화 현상으로 어쩔 수가 없는 것으로 받아들여졌다. 그러나 이제는 이러한 증상의 대부분이 뼈가 약해지는 "골다공증"이라는 병으로 생기된다는 사실을 알게 되었다.

그러면 왜 나이가 들면 뼈는 점점 약해지는 것일까? 노인이 되면 일반적으로 모든 세포의 능력이 떨어지는데 뼈를 만드는 골 모세포의 활성도 저하되어 골형성이 저하된다. 이러한 결과로서 노인의 골량이 감소하게 된다. 골소실 과정은 30대 중후반부터 점진적으로 시작되지만, 매우 느리기 때문에 본인이 알게 되기까지 많은 시간이 걸린다.

여성은 폐경에 따라 에스트로젠estrogen 생산량이 감소되고, 이로 인해 골격으로부터 골량이 급격하게 감소하기 때문에 여성은 남성보다 골다공증에 걸릴 위험성이 더 높다. 하지만 골다공증은 단순한 노화 현상만은 아니다. 칼슘의 부족, 활성 비타민 D의 부족, 운동 부족, 칼시토닌의 결핍, 부갑상선 호르몬의 과잉 등의 각종 요인이 복잡하게 작용하여 골 대사의 균형이 깨어져 골량이 감소되는 것이 골다공증이라는 병이다.

나이에 따른 뼈의 변화를 보면 0~18세는 성장 시기로 뼈 길이가 성장하고 속이 채워지고, 뼈가 만들어 지는 속도가 파괴되는 속도보다 빠른 시기이다. 18-25세 는 강화시기로 뼈 길이 성장은 정지되나 뼈 속은 채워지며 뼈가 만들어지는 속도가 파괴되는 속도보다 빠른 시기이다. 25~35세는 유지기간으로 뼈가 만들어지고 파괴되는 속도가 비슷한 시기이다. 35이후 노화 과정으로 뼈가 파괴되는 속도가 빨라 뼈의 질량이 감소하는 시기이다.

골다공증의 기타 원인은 인종의 차이, 알코올 섭취과다, 인P섭취과다, 마그네슘Mg 섭취 부족, 비타민 K 부족 등이 골다공증을 발생 시킬 수 있는 위험인자로 여겨지고 있다. 또한 골다공증은 가족력이 있는 사람에게 빈도가 높은 것으로 보아 유전적 체질적 소인도 골다공증과 관련이 있다고 생각된다. 이와 같은 유전적 소인에 관한 연구는 쌍둥이들을 대상으로 한 호주의 연구에서 비타민 D 수용체 유전자가 골다공증과 관련이 있음을 알아내었다. 또한 1990년 10월 1일부터 미국에서 James Watson 박사를 중심으로 시작된 "인간 게놈 연구Human genome project"가 최근에 많은 성과를 거두고 있어 머지않아 골다공증의 원인 유전자를 찾아 낼 가능성도 있다.

골다공증의 발병기전

뼈는 젊었을 때가 가장 강하여 골량은 30세를 전후하여 절정peak bone mass에 달한다. 그러나 나이가 듦과 함께 각종 요인이 작용하여 골흡수와 골형성의 균형상태coupling가 깨어져 골흡수가 골형성보다 상대적으로 더 많은 경우에 골다공증이 일어난다.

우리 몸의 몇몇 호르몬은 골흡수나 골형성을 촉진 또는 억제하여 골량을 조절하는 일을 한다. 즉 부갑상선 호르몬PTH, 활성형 비타민 D, 칼시토닌CT 등은 혈청 칼슘 농도에 따라 그 분비가 달라지면서 골흡수나 골형성을 촉진시켜 우리 몸에서 칼슘 대사를 조절하는 것이다. 즉, 혈청 칼슘 농도가 떨어지면 골흡수를 촉진하는 부갑상선 호르몬의 분비는 증가되고 골흡수를 억제하는 칼시토닌의 분비는 감소하기 때문에 뼈에서 혈중으로 용출되어 혈중 칼슘 농도가 올라가게 된다.

또 부갑상선 호르몬은 콩팥의 신세뇨관에서 활성형 비타민D의 합성을 증가시켜, 이것에 의한 장관에서의 칼슘흡수나 신장에서의 칼슘의 재흡수를 촉진하는 작용을 함으로써 혈중의 칼슘 농도를 올린다.

골다공증을 단순한 노화 현상으로만 생각해서는 안 된다. 물론 노화에 의해 골 대사의 균형이 깨어지지만 골량 감소의 원인이 이것만이 아니고, 여기에 칼슘의 부족, 활성 비타민D의 부족, 운동 부족, 칼시토닌의 결핍, 부갑상선 호르몬의 과잉 등의 각종 요인이 복잡하게 작용하여 골흡수가 골형성을 상회하게 되어 골량이 감소하게 되면 골다공증이 발생된다. 따라서 골다공증은 단순한 노화 현상이 아닌 하나의 질병으로 이해되어야 한다. 그러나 골다공증의 원인에 대해서는 아직 확실히 밝혀지지가 않았으며 골 대사에 관여하는 다양한 인자들에 대한 연구가 활발히 진행되고 있지만 아직 완전히 확립된 것은 없는 실정으로 현 시점에서는 골다공증의 원인은 골의 노화 현상에 여러 가지 다른 요인이 작용하여 발병한다고 생각하고 있다.

골다공증의 분류

골다공증은 크게 원발성과 속발성으로 분류된다. 원발성 골다공증 단일의 병태가 아니고 잘 알려지지 않은 여러 원인에 일어난 병태의 총칭이며 발생 기전에 따라 2가지 형으로 나눌 수 있는데 제 1형은 골흡수와 골형성이 모두 항진되어 있으나 골흡수가 상대적으로 더 현저하기 때문에 결과적으로 골흡수가 일어나는 고 회전형 골다공증으로 폐경에 의한 에스트로겐 감소가 주요 원인인 폐경 후 골다공증 postmenopausal osteoporosis이다. 이형에서는 척추골의 해면골 소주의 감소로 인한 추체 압박골절이 잘 일어난다. 제 2형은 골흡수와 골형성이 모두 저하되어 있고 골형성이 보다 더 현저하게 저하된 결과 골흡수가 일어나는 저 회전형 골다공증으로 주로 70세 이상의 남녀 노인에게서 보는 노인성 골다공증senile osteoporosis이다. 이때는 피질골과 해면골이 다 감소되고, 대퇴골 경부 골절과 대전자부 골절이 많다.

속발성 골다공증은 알려진 어떤 원인으로 인한 골다공증인데 식이인자로서 칼슘Ca 및 단백질 등의 영양 섭취가 골다공증의 발생과 깊은 관련이 있다. 운동도 관련이 있어 오랫동안 누워서만 지내거나, 무중력 공간의 우주 비행, 골절치료 등으로 인한 사지의 부동화 등에 의해 골량이 감소하지만 통상적 활동이나 운동 등으로 골량이 정상화 된다. 이런 점에서 골에의 운동부하(하중부하, 근육부하)가 골량의 유지에 중요한 역할을 하고 있다.

골다공증의 증상

골다공증은 소리 없이 찾아오는 반갑지 않는 손님이다. 수년에 걸쳐 특별한 증상이 없이 어느 날 불쑥 찾아온다. 폐경을 맞이하고 인생의 황혼기에 접어든 여인은 어느 날 여유로운 인생을 즐기기 위해 외출을 하려하고 옷을 입다가 예전에 딱 맞던 옷이 맞지 않는 것을 발견하게 된다. 스커트가 저절로 더 길어 질리는 없는데 말이다. 거울을 들여다보니 키가 줄어든 것도 같다. 한심한 느낌이 들어 깊은 한숨이 저절로 나오는데 옆구리가 뜨끔하며 꼼짝을 할 수가 없다. 이것이 바로 골다공증의 증상이다.

골다공증이 있게 되면 일반적으로 척추뼈에서 부터 먼저 골량이 감소되어 등뼈가 약해진다. 이렇게 약해진 등은 몸을 지탱하는데 무리가 따르고 이것을 도와주기 위해 근육이 과다하게 힘을 쓰게 되어 쉽게 피로를 느끼게 된다. 하지만 X-ray를 촬영 해봐도 아무런 이상도 나타나지 않는다. 이처럼 골다공증의 초기에는 뼈에 특별한 변화가 발견되지 않는다. 이것은 방사선 상에서 뼈의 변화가 관찰되려면 적어도 30%이상의 골량 변화가 있어야 하기 때문이다. 골다공증이 진행된 경우는 뼈가 많이 흡수되어 가로로 된 골 소주transverse trabecula는 거의 없어지고 세로로 된 골 소주도 성글게 되어 기침이나 물건을 들어 올리는 간단한 일상 생활동작에 의해서도 압박골절이 일어나게 된다. 이렇게 되면 심한 통증이 생기며 등이 겉으로 보기에 표시가 날 정도가 되어 등이 거북이 등 모양으로 구부러지고 X-선 사진에서는 추체 압박골절이나 추체의 설상변형 등을 볼 수가 있다.

우리가 가끔 보는 꼬부랑 할머니의 허리가 바로 이런 경우이다. 골다공증에 의한 골절은 척추뿐만 아니라 손목의 요골 하단이나 엉덩이 관절의 대퇴골 경부에도 많이 일어난다.

골다공증의 치료

골다공증이 생기게 되면 피로감이나 통증, 외모의 변화, 우울증 같은 정서적 장애 등이 나타나게 된다. 이때 사람들이 흔히 하는 오해는 골다공증이 생기게 되면 아무런 대책도 없다는 생각이다. 그래서 더욱 우울해지고 스스로 사회생활로 부터 격리되게 된다. 물론 이것은 잘못된 생각이다. 골다공증이 있을 때 비록 뼈를 완전히 젊은 뼈와 같은 상태로 되돌릴 수 있는 방법은 없지만 골다공증이 가져다 줄 골절 등과 같은 나쁜 결과를 줄이기 위해서 뭔가 해야 할 일들은 많다. 자신에게 골다공증이 생겼다고 우울해 할 것만이 아니라 골다공증을 "내가 뭔가 해야 할 일거리가 있음을 알려주는 신호"라고 생각하고 골다공증이 더 이상 진행되지 않도록 노력해야 한다. 해야 할 일들을 구체적으로 살펴보면, 충분한 양의 칼슘과 비타민 D를 섭취하는 것, 적당한 운동을 하는 것, 다치거나 넘어지지 않도록 항상 조심하는 것, 담배를 끊고, 술을 과음하지 않는 것, 뼈에 이로운 식사를 하는 것, 즐거운 마음으로 일할 것, 취미생활을 할 것 등으로 이들을 한마디로 요약한다면, 건전하고 건강에 좋은 생활 습관을 유지하는 것이다.

대부분 골다공증은 나이를 많이 먹은 후에야 진단이 된다. 하지만 이미 소아 때부터 골다공증이 시작되었다고 해도 틀린 말은 아니다. 왜냐하면 골량이 증가하는 속도는 신체의 성장이 왕성한 사춘기에 가장 현저하고 약 30세에 골량이 최대로 되며 젊었을 때의 골량이 많을수록 노인이 될 때까지 일생 동안 튼튼한 뼈를 지니고 살아갈 수 있기 때문이다. 이처럼 골다공증과 관계되는 아주 중요한 두 가지 사항은 골 성숙 시 최대 골밀도peak bone mass와 그 이후부터 소실되는 골 소실량이다.

골다공증의 치료는 골량의 소실이 더 이상 진행되지 않도록 하여 장차 골다공증의 결과로 일어날 골절등과 합병증을 줄이는 것이므로 치료보다는 예방이 더 중요하다. 젊었을 때 최대의 골량을 확보할 수 있도록 어릴 때부터 영양 섭취를 잘하고 적절히 운동을 하는 것은 골다공증을 예방하는 중요한 방법이다.

골다공증을 예방방법

운동요법

식이요법으로 뼈에 좋은 음식들 즉, 멸치, 해조류, 시금치, 유제품 등을 많이 섭취한다. 뼈에 좋은 음식들은 다른 퇴행성 질환(관절염, 암, 당뇨병 등)을 예방할 수 있는 식단이기도 하다. 최근의 연구에서 잘 처방된 뼈 보충 영양제가 골 손실을 완벽하게 막을 수 있다는 것이 밝혀졌다. 이제 뼈 영양제를 복용은 필수이다.

골다공증 예방은 어릴 때부터 시작해야 한다. 부모는 자식에게 유아기 때부터 올바른 식사 습관과 운동을 유도하여 젊었을 때 최대의 골량을 확보 할 수 있도록 하여야 한다.

골다공증 예방 식단에서 가장 신경 써야 할 점은 칼슘과 비타민 D의 섭취이다. 이들 영양소는 건강을 관리한다는 차원에서도 중요하지만 뼈를 튼튼히 하는데 꼭 필요하기 때문이다. 특히 칼슘을 잘 섭취하는 것은 골다공증 예방의 첫걸음이다.

현대인의 식생활은 아주 풍요로워졌다. 그럼에도 불구하고 칼슘은 아직 충분한 량을 섭취하고 있다고 말할 수 없다. 칼슘이 들어 있는 음식을 먹는다고 모두 다 흡수되는 것은 아니다. 건강한 성인이 하루 1,000mg의 칼슘을 먹었을 때 약 30%만 흡수되고 나머지는 몸 밖으로 빠져 나온다. 이처럼 칼슘은 흡수율이 낮다. 또 나이를 먹음에 따라 장으로부터 칼슘 흡수가 나빠지기 때문에 매일의 식생활에서 항상 칼슘을 의식하고 섭취할 필요가 있다. 또한 현대인의 식사는 육류를 주로 하는 고단백과 고지방식으로 점점 변해가고 있다. 이러한 고단백, 고지방의 지나친 섭취는 칼슘의 배출을 촉진한다. 그러므로 골다공증 환자의 기본 식단은 육류를 피하고 채식 위주의 음식을 기본으로 한다. 하지만 지나친 채식은 섬유소, 피탄산, 옥살산 등의 섭취가 많아져서 칼슘흡수가 떨어지며, 인스턴트식품이나 청량음료를 자주 먹거나 살코기, 흰쌀밥 위주로 식사를 하여 인P의 섭취가 많아지면 칼슘 흡수가 불량해진다. 또 설탕과 소금, 탄산음료, 카페인, 술, 담배 등은 칼슘을 소변으로 배설시키는 역할을 한다. 따라서 이들의 섭취를 되도록 제한하는 것이 좋다. 짜게 먹는 것은 금물이다. 소금에 들어 있는 나트륨이온은 칼슘흡수를 방해하기 때문이다. 이와 같이 음식 중에는 뼈에 좋은 것과 나쁜 것이 있다. 어떤 음식이 뼈에 좋은 성분들을 함유하고 있는지 확인하여 우리 식생활을 개선시키는 것이 골다공증 치료 및 예방에 중요하다.

운동요법

운동요법은 골다공증이 있는 사람들은 대부분 관절염을 앓고 있기 때문에 골다공증의 운동 요법은 고통일 수 있다. 그러나 더 이상 뼈가 약해지는 것을 막기 위해서는 운동은 필수적인 과정이다.

뼈는 대들보나 교각이 건물이나 교량을 지탱하듯 신체를 지탱하는 내부 구조물이지만 들보나 교각과는 다른 점이 교각이나 들보는 변하지 않는 정적인 것인데 반해 뼈는 동적인 조직인 점이다. 즉 우리 몸속의 뼈파괴세포osteoclasts는 오래된 뼈세포를 파괴하며, 뼈모세포osteoblast는 새로운 세포를 계속 만듦으로써 뼈는 자신에게 가해지는 자극에 반응하여 끊임없이 변화한다. 따라서 뼈는 작용하는 하중이 더 무거울수록 점점 더 굵어지고 강해진다.

뼈를 강화시키는 운동에는 체중 부하 운동weight-bearing exercise과 '저항성 훈련resistance training'이 있다.

운동과 골다공증에 관한 동물 실험 중 흥미로운 결과가 있다. 난소를 적출해 여성호르몬이 나오지 않는 암컷 쥐들을 대상으로 한 이 실험에서 운동을 거의 하지 않은 쥐는 자유롭게 운동한 쥐에 비해 뼈의 강도가 40~50% 약한 것으로 나타났다. 이 실험 결과는 뼈는 운동으로 되살아난다는 점을 시사해 주는 것이다. 운동을 통한 뼈의 자극이 골형성을 잘되게 하는 이유는 운동이 뼈를 만드는 세포에 전기적 자극을 주기 때문이다.

뼈를 만드는 뼈모세포는 (+)플러스 전류, 뼈를 파괴하는 뼈파괴세포는 (−)마이너스 전류가 흘러야 기능이 활발해진다. 운동으로 뼈에 부하가 걸리면 여러 각도에서 힘이 가해져 플러스와 마이너스 전류가 균형 있게 흐르게 된다. 뼈세포가 활발하게 활동하고 뼈도 튼튼해지는 것은 이 때문이다. 반대로 운동을 하지 않아 뼈에 가해지는 전기적 자극이 적어지면 뼈세포의 활동도 약해지고 이로 인해 뼈가 점점 약하게 된다. 뼈세포가 활발하게 활동하고 뼈도 튼튼해지는 것은 이 때문이다. 반대로 운동을 하지 않아 뼈에 가해지는 전기적 자극이 적어지면 뼈세포의 활동도 약해지고 이로 인해 뼈가 점점 약하게 된다. 질병으로 침상생활을 오래 하거나 우주선에서 수개월을 보낸 우주인의 경우를 보면 이를 확연히 알 수 있다.

운동으로 뼈에 자극을 주려면 부하가 걸리는 운동을 해야 한다. 수영이나 고정식 자전거 타기처럼 부하가 걸리지 않는 운동은 거의 도움이 되지 않는다. 즉 체중을 싣는 운동weight-benrin exercises과 저항운동resistance exercises을 해야 한다.

체중을 싣는 운동이란 발과 다리에 신체를 지탱시키게 하는 운동을 말한다. 이러한 종류의 운동은 걷기, 달리기(조깅), 계단오르내리기, 에어로빅 등이 있다.

저항운동이란 근육을 움직여 뼈와 근육을 튼튼하게 하는 운동을 말하며 근력강화훈련muscle strength training이라고도 한다. 대표적인 것이 바로 무거운 역기 등 체육관에서 할 수 있는 무거운 물체를 들거나 당기거나 해서 근육을 강화시키는 웨이트트레이닝 운동이다.

현재 골다공증을 앓고 있거나 이전에 골절이 생긴 일이 있는 사람은 조심스럽게 운동을 해야 한다. 운동 중에 간단한 동작으로도 손목뼈나 등뼈 등에 골절이 생기는 수가 있다. 골다공증이 심한 사람은 운동을 시작하기 전에 의사 선생님과 상의하여야 한다.

부동자세나 무중력 상태에서는 골소실이 촉진될 수 있는데 요통치료를 위해 장기간 절대안정을 취한사람은 골밀도가 1주후 0.9%의 골 무기질이 감소한다고 한다. 지주골량(trabecular bone volume) 30%이상 소실되면 골절의 위험은 증가한다.

건강한 사람이 3~6주간 절대안정을 취하면 골질량의 1/3에 해당하는 양의 칼슘 등이 소변으로 빠져나가게 된다. 이와 같이 절대안정을 취하면 골소실이 증가되어 골다공증이 될 수 있다. 골격내 고정용 삽입물이나 관절삽입 대치술을 시행하게 되면 근육이나 뼈에 긴장이 소실되고 비 활동성이 되어 골다공증을 초래할 수 있으며, 특히 근육의 힘도 오랫동안 고정 자세를 하고나면 급격히 소실되게 된다.

"뼈는 압력을 가해 줄수록 뼈의 강도가 증가한다." 이는 1982년 Wolff가 주장한 생리학 법칙이다. 골다공증을 예방하기 위해서는 사춘기 이내에 뼈를 최고량으로 달성해 놓아야 하기 때문에 소아 때 운동이 가장 효과적이다.

노년기 운동은 식이 요법을 철저히 한다는 조건하에서 골밀도 감소 속도를 약간 줄일 수 있을 정도라고 한다. 그러나 노년기 운동은 근육을 증가시키고 운동신경을 항상 유지시킬 수 있으므로 낙상을 예방해주고 넘어져도 유리한 자세로 넘어 질수 있다는 정도만큼 유리하다. 운동은 이론적으로 골세포를 자극하여 성장을 촉진한다. 그러나 과격한 운동은 오히려 골밀도를 감소시킬 수 있다. 특히 여성에서 과도한 운동은 생리가 없어질 수 있다.

운동의 종류는 다양해야하고 자세를 바꾸면서 압력을 가하는 운동을 해야 한다. 주 3~5회, 1회 30분, 최고 맥박의 70~80% 수준에서 실시하면 좋다. 체중부하와 육체적 활동은 골성장과 골재건에 대해 구조적 자극과 같이 작용한다. 골질량을 유지하기 위해서 뼈에 가장 효과적인 스트레스는 근육수축이며 체중부하는 골소실을 예방하는데 효과적일 수 있다.

8 _ 대사 증후군metabolic syndrome

대사 증후군

만성적인 대사 장애로 인하여 내당능 장애(당뇨의 전 단계, 공복 혈당이 100 mg/dL보다 높은 상태, 적절한 식사요법과 운동요법에 의해 정상으로 회복될 수 있는 상태), 고혈압, 고지혈증, 비만, 심혈관계 죽상동맥경화증 등의 여러 가지 질환이 한 개인에게서 한꺼번에 나타나는 것을 대사 증후군이라고 한다. 통계적으로 대사증후군은 정상인에 비하여 뇌졸중이나 심근경색, 협심증 등 심뇌혈관 질환이 발생할 위험이 두 배 이상 높고, 수 많은 전신 합병증을 유발하는 당뇨병 발병 위험은 10배 이상 증가하게 된다고 알려져 있다.

대사 증후군의 발병 원인은 잘 알려져 있지 않다. 일반적으로 인슐린 저항성insulin resistance이 근본적인 원인으로 작용한다고 추정하고 있지만, 이 역시 대사 증후군의 발병을 만족스럽게 설명하지는 못한다. 인슐린 저항성이란 혈당을 낮추는 인슐린에 대한 몸의 반응이 감소하여 근육 및 지방세포가 포도당을 잘 섭취하지 못하게 되고 이를 극복하고자 더욱 많은 인슐린이 분비되어 여러 가지 문제를 일으키는 것을 말한다. 인슐린 저항성은 환경 및 유전적인 요인이 모두 관여하여 발생하는데, 인슐린 저항성을 일으키는 환경적 요인으로는 비만이나 운동 부족과 같이 생활습관에 관련된 것이 잘 알려져 있고, 유전적인 요인은 아직 밝혀지지 않았다.

증상

대개 무증상이지만 대사 증후군의 각 구성 요소에 따른 증상이 나타날 수 있다. 즉, 고혈당이 심할 경우 당뇨병의 증상이 나타날 수 있고, 대사 증후군과 동반된 죽상경화증의 증상이 나타날 수 있다.

진단

여러 진단 기준이 있지만 일반적으로 아래의 기준 중 세 가지 이상이 해당되면 대사 증후군으로 정의한다.

중심비만central obesity은 남자의 경우 허리둘레가 102cm 초과, 여자의 경우 허리둘레가 88cm 초과(한국인 및 동양인의 경우 대개 남자의 경우 허리둘레 90cm, 여자 80cm 이상)한 경우이다. 고중성지방 혈증hypertriglyceridemia은 중성지방이 150mg/dL 이상인 경우이고 HDL-C가 낮을 경우 즉 남자의 경우 40mg/dL 미만, 여자의 경우 50mg/dL 미만인 경우이다. 공복혈당이 100mg/dL 이상이고, 고혈압은 수축기 혈압이 130mmHg 또는 이완기 혈압이 85mmHg 이상인 경우이다.

검사

금식 후 채혈 검사가 필요하며, 지질 검사 및 혈당 검사, 허리둘레 측정을 시행한다.

경과/합병증

합병증으로 심혈관계 질환의 발병이 증가할 수 있다. 당뇨병이 없는 대사 증후군 환자의 경우 정상인에 비해 심혈관계 질환에 걸릴 확률이 평균 1.5~3배 정도 높다. 당뇨병이 생길 확률은 3~5배 가까이 증가한다. 그 외에도 지방간이나 폐쇄성 수면 무호흡증 등의 질환이 발생하기도 한다.

치료를 위한 식이와 운동

현재로서는 대사 증후군을 만족스럽게 치료하는 단일 치료법은 없고 각 구성 요소에 대한 개별적 치료를 해야 한다. 또한 식이요법, 운동요법을 포함한 생활습관 개선을 통해 적정 체중을 유지하는 것이 치료에 중요하다.

식이요법

식이조절을 할 때는 기본적으로 혈당과 혈압의 관리를 어렵게 하는 음주, 흡연 등을 금하여야 하고, 비만을 유도하는 동물성 지방과 탄수화물, 당분이 많은 고칼로리 음식류의 섭취를 줄여야 한다.

따라서 육류 및 육류 가공식품과 인스턴트, 패스트푸드, 흰쌀과 밀가루 및 이들을 원료로 하여 만든 흰떡, 흰빵, 면류, 과자류, 설탕이 많은 탄산음료, 아이스크림 등의 섭취를 제한하도록 하고, 가급적이면 저칼로리, 저지방식을 유지하기 위하여 현미, 보리, 콩 등의 잡곡과 채소, 새콤한 맛을 내는 과일류, 견과류 등 식물성의 채식류를 위주로 한 식단을 구성해야 한다.

대사증후군에 이러한 잡곡 채식 식단이 권장되는 이유는 기본적으로 이러한 음식류가 칼로리가 낮아 비만을 개선하는데 이롭고, 잡곡 채식류가 가진 식이섬유가 지방과 탄수화물, 당분의 소장내 흡수율을 떨어뜨리며, 비타민, 플라보노이드, 엽록소 등이 혈액을 맑고 깨끗하게 만들어주는데 이롭기 때문이다.

또한, 이 같은 잡곡 채식을 할 때는 최대한 나트륨 섭취를 줄이기 위해 저염식을 실천해야 하므로, 김치나 젓갈, 기타 염장식품이나 국과 찌개의 국물 등 섭취도 제한해야한다.

운동요법

운동은 체중이 줄어든 후 다시 증가하지 않도록 하는 것이므로 매우 중요하며 과체중에 대한 치료 효과가 나타나기 위해서는 적어도 매일 30분 정도의 운동이 필요하다.

운동은 인슐린 저항성의 개선에 매우 중요하다. 앉아서 일하는 사람이 규칙적으로 운동하는 사람에 비해 제 2형 당뇨병과 심장병의 발생률이 30~55% 더 증가한다. 운동은 한번만 하더라도 인슐린 저항성을 개선시킨다. 따라서 지속적으로 운동을 하는 경우 인슐린의 이용률이 높아지고 저항성이 개선된다.

운동은 개인의 선호도와 가능성 등을 파악하고, 운동방식, 기간, 강도, 시기 및 안전성까지도 확인해서 시행해야 한다.

운동으로 얻을 수 있는 이점은 신체적 건강의 증진, 혈당 조절의 향상, 심혈관질환의 위험 감소, 비만의 감소, 정신적 건강 등이다. 하지만 운동에 의해 해가 발생할 수도 있는데, 근골격계 손상(근육, 힘줄, 인대 파열 등)의 위험성을 말한다. 따라서 운동을 시작하기 전 운동전문가와 상의가 필요하다.

운동의 효과는 열량의 소모를 통해서 나타낸다. 따라서 큰 근육을 사용하고, 장기간 유지하는 것이 효과적이며 유산소적 요소가 많은 운동이 적합하다 걷기, 조깅, 자전거타기, 수영, 댄스, 스케이트, 줄넘기, 계단 오르기 등이 적합한 운동이다. 물론 유산소 운동이 더 효과적이나 근력 운동도 중요하다.

운동의 효과를 확실하게 얻기 위해서는 준비운동, 본 운동, 정리운동의 순서를 지키는 것이 중요하다. 급격한 운동은 급사나 심장합병증이 나타날 수 있기 때문에 준비, 정리운동은 매우 중요하다. 운동수행은 적어도 일주일에 최소한 3번, 비연속적으로 운동을 해야 한다. 물론 이상적인 운동은 주당 5회 유산소 운동을 권장한다.

하루시간 중 1시간 이상의 긴 시간을 할애하기 힘든 경우 짧은 시간 여러 번 나누어 시행해도 같은 결과를 얻을 수 있다. 뿐만 아니라 일상생활 중 움직임도 운동과 같은 효과를 얻을 수 있어 신체를 움직이면서 일을 하는 것도 도움이 된다.

대사증후군의 예방

대사증후군은 전 세계적으로 유병률이 급증하고 있으며 점점 건강의 큰 위협이 되고 있다. 우리나라의 경우에는 국민건강영양조사의 결과 남성의 대사증후군이 급격히 증가하고 있는 것으로 나타나 중요 관심사가 되고 있다. 비만도에 따른 대사증후군은 체질량지수가 25kg/m^2 이상의 비만인에서 50%의 대사증후군 유병률을 보이기 때문에 체중의 증가와 밀접한 관계가 있다. 여러 변수들을 보정하고 통계적인 방법을 통해 확인해 보면 비만도가 대사증후군의 발생 위험성을 가장 확실하게 반영하는 지표이다. 따라서 대사증후군의 예방을 위해서는 비만을 예방하는 것이 매우 중요하다.

비만은 혈압과 혈당을 상승시키고, 혈중의 중성지방을 증가시키며, HDL-C를 감소시켜 대사증후군의 위험성을 높이고 결국 심뇌혈관질환을 유발한다.

비만의 진단에는 성별에 따른 허리둘레를 보편적으로 많이 사용한다. 내장지방이 많을수록 인슐린 저항성이 더욱 높아져 대사증후군의 위험성이 높다. 허리둘레를 이용하는 이유는 일반적 비만도나 체지방, 체질량지수가 복부의 비만정도를 확실하게 확인할 수 없기 때문이다.

더욱 정확한 내장지방을 알기 위해서 복부 CT 검사가 이용된다. 허리둘레만 가지고는 내장지방이 많은지 또는 피하지방이 많은지가 구별할 수 없다. 내장지방은 피하지방보다 인슐린 저항성이 더 크다. 따라서 내장지방이 많은 사람은 대사증후군의 위험성이 더욱 높다.

비만인에서 체중을 감량한 경우 대사증후군의 모든 항목이 감소하였다. 10%의 체중 감소는 내장지방의 30% 감소를 초래하며 콜레스테롤을 포함한 혈중 지질의 개선과 인슐린 저항성을 줄여줘 고혈당위험과 혈전 생성의 감소 및 만성 염증변화도 감소하고 혈관내피세포의 기능도 개선시켜 죽상동맥경화의 위험성을 낮춘다.

결론적으로 대사증후군의 예방을 위해서는 비만을 예방하는 것이 매우 중요하다. 특히 내장 지방이 많은 내장형 비만이 더욱 문제를 유발할 수 있다. 따라서 복부비만의 예방이 대사증후군의 발생을 예방하기 위한 최선이 방법이라 할 수 있다.

제 3 장

건강과 영양

1. 탄수화물　2. 지질　3. 단백질　4. 비타민　5. 무기질　6. 물

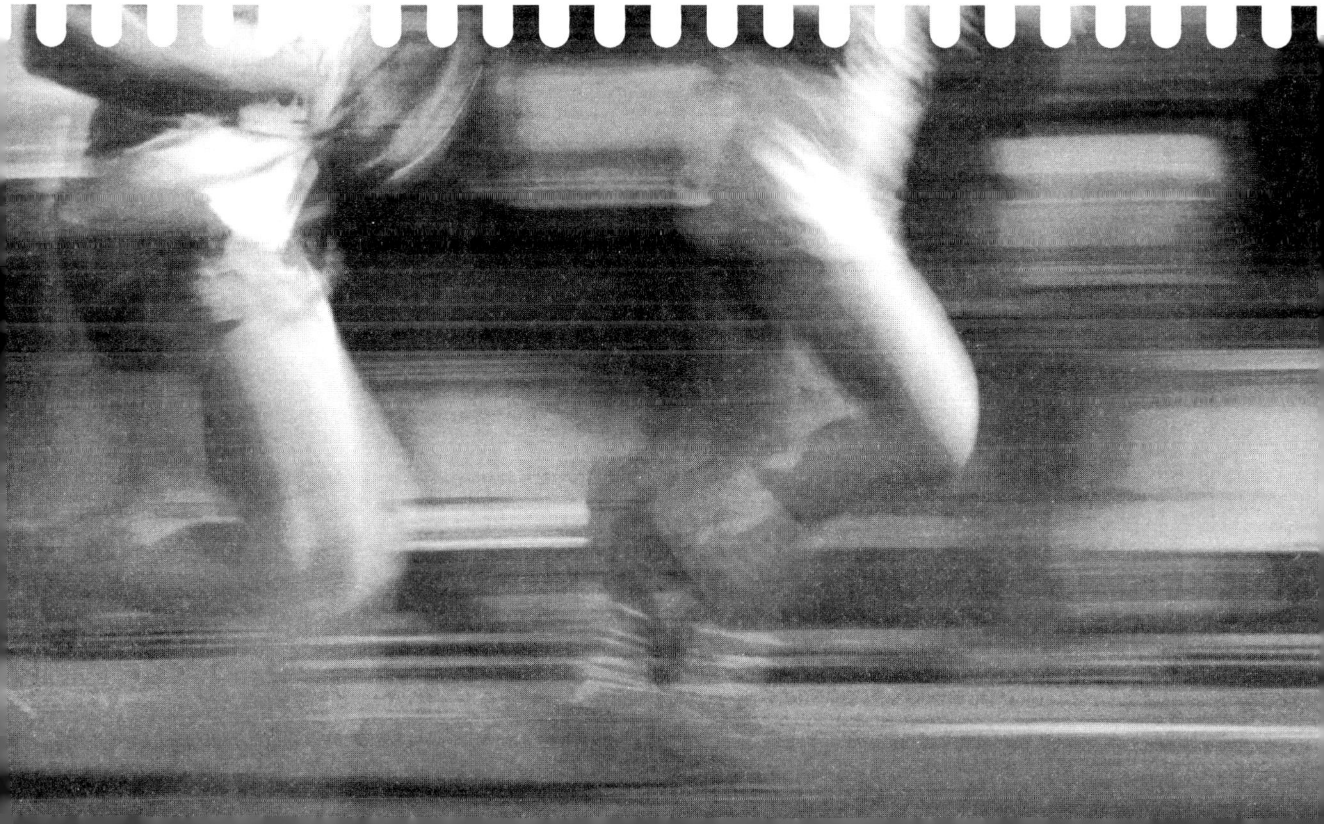

제 3 장: 건강과 영양

영양이란 생존에 필요한 물질을 외부로부터 섭취하여 성장과 발육, 그리고 생활을 계속하는 것을 의미하며 이에 필요한 물질을 영양소라 하며 대표적인 것으로 물, 탄수화물, 지방, 단백질, 비타민, 무기질 등이 있다. 최적의 몸 상태를 유지하기 위해서는 올바른 영양섭취와 운동 그리고 휴식이 절대적이다.

1 _ 탄수화물Carbohydrate

탄수화물 1g당 4kcal의 열량을 내며 경제적인 공급원으로 곡류, 감자류, 당류 등이 있다. 탄수화물(당질)의 대사는 바로 포도당(글루코오스; glucose)의 대사라고 할 수 있는데, 대사의 최종 목표는 에너지를 내는 것이다. 글루코오스 대사의 최종 산물은 ATP (adenosine triphosphate) 인데, 이것은 에너지의 저장 형태이다. 탄수화물의 기본적인 기능 중의 하나가 에너지의 공급이다. 혈당의 상태로 뇌, 신경뿐만 아니라 운동을 할 때 쓰이는 근육의 연료가 되는 것이다.

탄수화물은 단당류(포도당, 과당 등)와 이당류(맥아당, 유당 등) 다당류(전분, 덱스트린, 글리코겐 등)로 나뉘며, 운동 직후를 제외하고는 다당류 형태의 식품을 섭취하는 것이 급격한 혈당 변화에 좋다. 이러한 탄수화물은 소화 과정을 거쳐 간이나 근육에 글리코겐의 형태로 저장되며, 운동을 포함하여 모든 신체 활동에 필요한 에너지원으로 사용된다. 탄수화물 식품 중 글리코겐 형성에 좋은 식품은 감자, 고구마이다. 물론, 글리코겐으로 저장되고 남은 탄수화물은 체내에서 지방(중성지방)으로 축적되기도 한다.

성인의 체내에는 약 300～350g의 탄수화물이 저장되어 있는데, 그 대부분이 글리코겐으로서 100g 정도는 간에 200～250g은 심장, 연조직 및 골격근육에 글리코겐의 형태로 저장되어있으며, 약 15g은 혈액과 세포외 액에 포도당으로 존재한다. 또한 극소량은 여러 가지 중요한 신체구성 물질이 되고 있다. 체내에 있는 탄수화물은 생명유지에 다음과 같은 몇 가지 중요한 기능을 제공하고 있다.

탄수화물의 기능

탄수화물의 분해로 생긴 에너지는 근 수축뿐만 아니라, 다른 형태의 생물학적인 일에도 사용되는데, 이와 같은 목적을 위해 사용되는 탄수화물에는 혈당glucose, 즉 혈중 포도당과 근육이나 간에 저장된 글리코겐이 있다. 일반적으로 혈당수준은 간에 저장 되어 있는 간 글리코겐에 의해 조절된다.

혈당의 항상성은 체내에서 일어나는 모든 반응들에 영향을 미치는 것이기 때문에 혈당은 항상 0.1% 전후로 유지되도록 조절되는데, 혈당이 낮으면 간 글리코겐이 글리코겐 분해과정을 통해 포도당으로 분해되어 혈류로 방출된다. 혈중으로 빠져나온 포도당은 혈류를 통해 골격근이나 신진대사를 위해 포도당을 필요로 하는 다른 기관으로 운반된다. 그러나 혈당수준이 높으면 반대현상이 일어나게 되며, 이 때 인슐린이라는 호르몬의 도움으로 포도당은 간이나 조직으로 흡수된다. 포도당이 간으로 흡수되면, 포도당은 신진대사에 사용되거나 글리코겐 합성과정에 의해 글리코겐으로 전환될 수 있다. 글리코겐으로 전환된 후에는 간에 저장된다.

포도당이 골격근과 다른 조직으로 흡수되면 포도당은 대사목적으로 사용된다. 즉 조직으로 운반된 포도당은 에너지와 열의 공급원으로 사용되는데, 필요 이상의 포도당은 글리코겐으로 전환되어 근육에 저장된다.

섭취되는 탄수화물의 양이 충분하면 혈당의 항상성이 유지되기 때문에 단백질의 대부분은 체조직을 유지하고 보수하며 성장시키는 데 필수적인 역할을 담당한다. 그러나 식사로 섭취하는 탄수화물의 양이 부족하면 신체는 에너지를 공급하기 위하여 단백질을 분해하여 포도당으로 전환시킨다.

체내에서 단백질을 에너지원으로 사용할 정도로 탄수화물이 부족한 상태는 일반적으로 반 기아상태나 장시간 운동으로 체내에 저장된 글리코겐이 고갈된 상태를 말한다.

이와 같이 탄수화물 저장량이 감소하면 지방의 글리세롤glycerol이나 단백질로부터 포도당이 합성되며, 이 과정에 의해 생성된 포도당은 글리코겐이 고갈된 상황에서 탄수화물 이용을 가능하게 해준다.

탄수화물 저장량의 고갈을 대신하여 체내활동을 계속할 수 있도록 에너지를 제공해 주는 당원신생과정은 순간적으로 단백질, 특히 근육단백질을 많이 감소시키는 작용을 하게 된다. 극단적인 경우에는 이 과정에 의해 체지방 조직을 감소시키며 또한 단백질 분해의 부산물인 질소함유 물질을 많이 생성시킴으로써 신장에서의 배설 기능에 부담을 주기도 한다. 그러므로 충분한 탄수화물 섭취와 이용은 조직의 단백질을 유지시키고 보호하는 데 도움을 준다.

또한 단백질 합성은 필수 아미노산뿐 아니라 탄수화물의 충분한 섭취가 이루어져야 원활히 수행된다. 단백질의 체내 이용 역시 탄수화물을 동시에 섭취함으로써 좋은 영향을 미치며 질소평형도 좋아진다. 따라서 최대한의 단백질 절약작용을 위해서는 탄수화물과 단백질을 충분히 섭취하여야 한다.

탄수화물 분자는 탄소와 물의 다양한 결합으로 이루어지며 탄수화물을 섭취했을 때 느끼게 되는 에너지의 상승감은 탄소, 수소, 산소 원자가 함께 모여 탄수화물을 형성했던 에너지 결합을 깨뜨림으로써 생기는 것이다. 수용된 에너지의 양과 방출되는 속도는 여러 탄수화물 분자의 결합이 얼마나 복잡한가에 따라 다르다.

탄수화물은 신진대사 에너지의 근원이며 대략 1g당 4kcal의 에너지를 발생시킨다. 단백질도 마찬가지로 1g당 4kcal의 에너지를 내고, 지방은 1g당 9kcal의 에너지를 낸다. 그러나 탄수화물은 단백질보다 더 소화가 쉽게 되고 에너지를 내기 위한 신진대사가 잘 이루어지고 단백질과 탄수화물은 지방보다 더 쉽게 연소된다.

탄수화물이 만들어낸 글리코겐이 체내에서 결핍될 때는 근육 속의 단백질이 대신 이용되어 부족한 분량의 에너지를 보충하게 된다.

또한 탄수화물의 부족은 장 단기적으로 심각한 건강장애를 일으키는 것으로 과학적인 결과가 나타났다. 단기적으로 볼 때 저혈당은 의기소침, 활력저하, 정신기능의 지체, 수면부족, 불쾌감, 신경과민을 불러일으킨다. 장기적으로 볼 때는 무기질이 부족해져서 심장박동 불규칙이 뒤따르고 근골격이 약화되어 관절과 결합조직의 영구손상으로 위험이 악화된다.

2 _ 지질lipid

전 세계적으로 지질과 지방은 같은 의미로 사용되는데 지질은 보다 포괄적인 개념이며 지방은 지질의 한 종류로 '트라이글리세라이드'triglyceride를 말한다. 지질脂質은 세포를 구성하는 주요 유기 화합물이다. 지질의 종류는 지방산(포화 지방산, 불포화 지방산), 글리세라이드(모노글리세라이드, 다이글리세라이드, 트라이글리세라이드), 스테로이드(콜레스테롤), 스핑고지질, 왁스, 복합 지질, 리포단백질(LDL, HDL, VLDL), 당지질이 있다.

지방은 가장 농축된 에너지원으로 1g당 9kcal의 열량을 내며, 버터, 기름, 호두, 잣 등에 다량 함유되어 있다. 글리세롤과 지방산으로 이루어졌고, 우리 몸에 필요한 필수 지방산과 지용성 비타민의 섭취를 위해 하루 총칼로리의 10~15%로 섭취하는 것이 좋으며, 식물성 지방이 좋다. 또한, 콜레스테롤도 스테로이드라는 지질에 속한다.

리포단백질에는 HDL-C(High Density Lipoprotein)과 LDL-C(Low Density Lipoprotein)이 있는데 HDL-C은 몸에 이로운 지질로 등푸른 생선, 식물성 기름에 많으며 운동과 금연은

HDL-C 농도 향상에 도움을 주며, LDL-C은 동맥경화를 비롯해 체내에 좋지 않은 영향을 주며, 육류에 많다.

건강을 위해서 지방섭취는 필수적이지만 필요양보다 훨씬 많이 섭취하고 있기 때문에 비만을 초래하고 심장 혈관계 질환을 유발하는 등 각종 성인병의 원인이 되는 위험이 따르기 때문에 충분한 주의가 필요하다.

지방의 섭취를 총 칼로리 섭취량의 30%이내로 줄이고, 포화지방은 10 %가 넘어서는 안 된다. 콜레스테롤의 섭취는 300g이내로 제한한다.

지방의 기능

일반적으로 탄수화물이나 단백질 1g에 4kcal의 에너지를 생산하는데 반해 지방은 두 배 이상인 9kcal의 에너지를 생산하기 때문에 에너지원으로서 가장 이상적인 형태이다. 또한 저장에 있어서도 용이한데, 이는 포도당이 글리코겐으로 합성될 때 1g의 글리코겐 당 2.7g의 수분을 필요로 하여 수분을 함유함으로써 저장된 단위 칼로리 당 무게가 많이 나가게 된다.

그러나 지방은 3분자의 지방산과 1분자의 글리세롤에서 합성될 때 오히려 3분자의 수분을 생산해 낸다. 그러므로 지방은 탈수되어 농축된 연료인 반면 글리코겐은 수분을 포함한 상태이며 에너지 용량에 비해 매우 무겁다.

인체의 지방량은 남성이 체중의 15%이고, 여성이 약 25% 정도이다. 그러므로 체중이 70kg인 남성의 경우는 탄수화물로 저장된 에너지가 약 2,000kcal이고, 지방으로 저장된 에너지가 약 100,000kcal이므로 마라톤 달리기 시 탄수화물과 지방은 각각 1.6시간과 119시간 동안 달릴 수 있는 에너지를 제공할 수 있을 만큼 저장되어 있다고 할 수 있다.

심장, 간, 신장, 췌장, 뇌 및 척추들은 인체의 생명유지에 필수적인 기관들이다. 따라서 외부의 마찰이나 압력으로부터 보호되어야 하는데, 이러한 역할을 담당하는 것이 바로 지방이다.

신체를 보호하는 데 필요한 지방량은 체중의 약 4%까지이며, 이러한 지방층은 장기간의 반 기아상태에서도 거의 감소하지 않는다. 그러나 과도한 체지방은 체온조절을 방해하는 요인이 되므로 주의하여야 한다. 즉, 대기 중에서 장시간 운동을 하면 체내의 열 생산량은 휴식시의 20배까지 상승된다. 이 경우 체지방일 때는 지방이 많기 때문에 체내에서의 열 발산이 방해를 받게 된다.

식이지방은 지용성 비타민들(비타민 A, D, E, K)의 운반과 이동을 위해 필수적이며, 이를 위해 매일 약 20g의 지방을 섭취하여야 한다. 그러므로 식이로부터 지방을 완전히 제거하거나 충분한 양을 공급받지 못하면 지용성 비타민의 흡수와 운반에 장애가 생기기 때문에 지용성 비타민의 결핍증이 생길 수 있다.

지방은 식사 후 약 3시간 30분 동안 위에 머물러 있기 때문에 허기를 느끼는 시간을 지연시키고, 적은 양의 식사를 한 후에도 만복감을 느끼게 하는 데 기여한다. 또한 소장 하부에 있는 지방은 위에 있는 호르몬의 방출을 자극시킴으로써 허기를 억제시킨다. 그러므로 체중감량을 목적으로 하는 저 칼로리식에 소량의 지방을 첨가시키면 만복감을 지속시켜 허기를 느끼지 않게 해준다. 따라서 체중 감량을 위한 저 칼로리 식이요법에는 어느 정도의 지방을 첨가시키는 것이 좋다.

지방이 체내에서 하는 역할은 위에 열거된 기능 외에도 여러 가지가 있다. 즉, 지방층은 체내의 열의 발산을 막아주므로 체온이 항온상태를 유지하도록 도와주며 또한 식이로 섭취한 지방 중 체내로 흡수되지 않은 지방은 윤활유 역할을 하여 대변을 부드럽게 해주기도 한다.

또한 지질 중 인지질과 스테롤sterol은 뇌와 신경 등의 세포막을 구성하는 성분이다. 이들 성분에 의해 세포의 투과성이 결정되므로 세포 내외의 물질교환 및 물질의 평형유지에 매우 중요한 역할을 담당하고 있다. 그리고 불포화지방은 콜레스테롤 대사를 조절하는 작용을 하여 혈액 내의 콜레스테롤량을 저하시킨다.

현명한 지방선택

지방에는 크게 두 종류가 있는데 하나는 몸에 이로운 역할을 하는 불포화 지방산이고, 다른 하나는 몸에 해로운 포화 지방산이다. 이중 건강에 좋은 불포화 지방산은 체내에서 스스로 만들어낼 수 없는 필수 지방산에 속한다. 이러한 필수 지방산은 음식 섭취를 통해서만 얻을 수 있다. 지방 섭취를 제한할 경우 불포화 지방산이 결핍되어 건강이 나빠질 수밖에 없는 것이다. 불포화 지방산은 몸에 꼭 필요한 영양 성분이기 때문에 지방 섭취를 무조건 제한해서는 안 된다.

지방이 함유된 음식을 먹으면 포만감이 느껴진다. 지방 함량이 너무 적은 음식을 먹을 경우 식사를 마친 후에도 공복감을 느낄 수 있다. 몸에 좋은 지방산이 포함된 음식은 근육 발달과 관절에 도움을 준다. 뿐만 아니라 지방은 신경 세포와 호르몬에 영향을 주는 영양소다. 지방 성분이 신경 세포에 영향을 주기 때문에 지방은 정신 건강을 위해서도 꼭 필요한 성분이다. 요컨대, 지방을 일정량 섭취하지 않으면 우울증에 걸릴 수 있다. 체질에 상관없이 그리고 운동선수건 보통 사람이건 상관없이 불포화 지방산을 섭취해야 된다.

지방에는 탄수화물이나 단백질의 두 배나 되는 에너지가 포함되어있다. 장기간 쓸 수 있는 에너지를 공급하는 역할을 한다. 오랜 시간 운동을 한 다음에는 반드시 지방을 섭취해 줘야 된다. 특히 규칙적으로 운동을 하는 사람은 지방을 꼭 섭취해야 된다. 그렇지 않으면 운동에 필요한 에너지를 공급할 수가 없다. 일주일에 5일 운동을 하는 사람은 지방을 칼로리로 쓸 수 있다. 꾸준히 운동만 해준다면 지방을 섭취한다고 해서 체중이 늘어나지 않는다. 어떤 전문가들은 지방이 체중 증가의 원인이 될 수 없다고 말한다. 지방 섭취를 억제할 경우 지방의 장점까지도 놓치게 된다. 우리의 몸에서 에너지가 어떻게 쓰이고, 어떻게 활용되는 지에 대해 거시적인 안목으로 접근할 필요가 있다.

3 _ 단백질Protein

단백질의 영어명인 'protein'은 그리스어의 'proteios(중요한 것)'에서 유래된 것이며 한자 표기인 '蛋白質' 은 독일어 'Eiwei β'를 번역한 것으로 알을 구성하는 흰 부분이라는 의미를 갖는다. 단백질은 생물체의 몸을 구성하는 대표적인 분자이다.

근비대를 위해 근육 운동을 한 후에는 단백질을 충분히 섭취하는 것이 좋은데, 이것은 근육의 주성분이 바로 단백질이기 때문이다. 또 세포 내의 각종 화학반응의 촉매 역할을 담당하는 물질도 단백질이다. 이들을 우리는 효소라고 부르며 현재 2,200종 이상의 효소가 알려져 있다. 또 단백질은 면역immunity을 담당하는 물질이기도 하다. 단백질은 이처럼 생체를 구성하고 생체내의 반응 및 에너지 대사에 참여하는 매우 중요한 유기물이다. 이 외에 특정한 기능을 가지고 신체 내에서 그 기능이 발현되는 부위에 존재하는가 하면, 알이나 종자 등에 함유되어 있는 단백질과 같이 특별한 기능을 갖지 않는 저장용의 단백질도 존재한다.

단백질은 긴 사슬로 함께 연결된 아미노산으로 구성되어 있다. 이러한 음식에서 아미노산은 새로운 근육 단백질과 에너지 전환효소를 만들어 근육세포를 만드는 데 이용된다.

자연 상태에서 아미노산은 140여 개가 존재한다고 알려져 있지만, 20개만이 단백질을 만드는 데 이용된다. 이것들 중 몇몇은 단백질을 생성한 후 변환된다. 몇몇 아미노산은 체내에서 생성되지 않으므로 식사로 충분히 섭취해야 한다. 이것을 필수 아미노산이라고 하는데 리신, 트립토판, 메티오닌, 발린, 페닐알라닌, 류신, 이솔류신, 트레오닌, 아르기닌(유아들은 히스티닌도 필요)이 포함된다.

생물학적 활용 가능도

단백질의 생물학적 활용 가능도는 섭취한 양이 얼마나 흡수되고 이용되는지 측정하는 것이다. 소화능력을 포함하여 수많은 요소들은 아미노산이 신체 내의 이용효율에 많은 영향을 끼친다. 섭취하는 단백질이 연골(연결조직 콜라겐)이라면, 위와 내장기관의 효소는 잘 부술 수 없어서 그것들 중 대부분은 소화되지 않은 채로 통과할 것이다. 일반적으로 단백질을 먹은 후 위와 내장기관 효소는 단일 아미노산 혹은 2~3개의 아미노산 결합으로 구성된 아미노 사슬을 더 잘게 부수어야 한다. 아미노산은 결국 혈액으로 흘러 들어가서 근육과 다른 조직에 흡수된다.

한 끼 식사로 낮은 수치의 한 가지 혹은 그 이상의 필수 아미노산을 섭취한다면, 단백질의 생물학적 활용 가능도를 감소시킨다. 예를 들어 대부분의 단백질을 리신이 적게 함유된 시리얼로부터 얻는다면 에너지를 위해 대부분의 아미노산을 태우거나 열량이 지나치면 지방을 생산하기 위해 아미노산을 이용하게 될 것이다. 그러나 리신이 풍부한 우유 혹은 콩을 시리얼과 함께 섭취한다면 식사의 전체 단백질 균형은 더욱 개선되고 더 많은 아미노산이 근육합성에 이용될 것이다. 우리의 몸에는 주어진 시간에 어떤 것도 하지 않는 여분의 단백질이 450 g 정도 있기 때문에 매번 식사를 할 때마다 9ㅂ가지 종류의 아미노산을 모두 섭취해야 하는 것은 아니다. 이것은 철저한 채식주의자 보디빌더인 짐 모리스(10년 동안 달걀, 유제품, 가금류, 육류 등을 먹지 않고 60세의 나이로 1996년 미스터 올림피아 장년부 우승을 차지함)의 성공을 부분적으로 설명해준다. 채식주의자 선수들은 완전 단백질을 만드는 식품을 다양하게 섭취함으로써 필수 영양소를 섭취하는 데 신경을 많이 쓴다. 예를 들면 무지방 땅콩, 밀가루, 현미 등이 이에 속한다.

단백질의 기능

세포를 구성하고 재조직 하는데 중요한 작용하고 신체내의 화학적 균형을 유지하며 호르몬, 항체 및 효소의 생성을 조절하여 면역 기능에 관여한다. 20여종의 아미노산이 인체의 성장과 신진대사를 위해 필요하다.

4 _ 비타민Vitamin

비타민은 소량으로 신체기능을 조절한다는 점에서 호르몬과 비슷하지만 신체의 내분비기관에서 합성되는 호르몬과 달리 외부로부터 섭취되어야 한다. 비타민은 체내에서 전혀 합성되지 않거나, 합성되더라도 충분하지 못하기 때문이다. 이렇게 체내 합성 여부에 따라 호르몬과 비타민이 구분되기 때문에 어떤 동물에게는 비타민인 물질이 다른 동물에게는 호르몬이 될 수 있다. 예를 들어, 비타민 C는 사람에게는 비타민이지만 토끼나 쥐를 비롯한 대부분의 동물은 몸속에서 스스로 합성할 수 있으므로 호르몬이다.

비타민은 탄수화물·지방·단백질과는 달리 에너지를 생성하지 못하지만 몸의 여러 기능을 조절한다. 대부분은 효소나 또는 효소의 역할을 보조하는 조효소의 구성성분이 되어 탄수화물·지방·단백질·무기질의 대사에 관여한다. 효소나 조효소는 화학반응에 직접 참여하지 않기 때문에 소모되는 물질이 아니다. 따라서 비타민의 필요량은 매우 적다. 하지만 생체 반응에 있어 효소의 기능이 매우 중요하기 때문에, 소량이라 할지라도 필요량이 공급되지 않으면 영양소의 대사가 제대로 이루어지지 못한다.

일반적으로 비타민은 지용성과 수용성으로 분류된다. 지용성 비타민은 지방이나 지방을 녹이는 유기용매에 녹는 비타민 A, D, E, F, K, U가 이에 속한다. 이들은 수용성 비타민보다 열에 강하여 식품의 조리가공 중에 비교적 덜 손실되며, 상腸 속에서 지방과 함께 흡수된다. 수용성 비타민은 물에 녹는 비타민으로서 비타민 B복합체, 비타민 C, 비오틴, 폴산, 콜린, 이노시톨, 비타민 L, 비타민 P 등이 알려져 있다. 이 중에서 비타민 B 복합체들은 분자 내에 모두 질소를 함유하고 있으며, 동물의 간에 비교적 많이 존재한다.

비타민의 기능

비타민의 체내기능은 매우 광범위한데, 대부분은 효소나 또는 효소의 역할을 보조하는 조효소의 구성성분이 되어 탄수화물·지방·단백질·무기질의 대사에 관여한다. 생물체의 생명현상은 생체조직 내에서 일어나는 수많은 연쇄적인 화학반응에 의하여 유지되며, 이 일련의 생화학반응들은 효소라고 하는 유기촉매가 존재할 때 정상적으로 진행될 수 있다. 또, 효소는 화학반응에 직접 참여하는 물질이 아니므로 자신이 도움을 주는 화학반응에 의하여 완전히 소모되지는 않는다. 따라서 비타민의 필요량은 매우 소량으로 충분하지만, 이 소량의 필요량이 공급되지 않을 때 생명현상의 유지에 필요한 체내 영양소의 대사가 지장을 받게 된다.

비타민의 분류

비타민 A(레틴올)는 피부나 점막유지, 시각기능을 돕는다. A가 결핍되면 결막염이나 감기에 걸리기 쉽고 피부가 거칠어진다. 장어, 간, 달걀, 우유 등 동물성 식품에 많이 함유되어 있다. 체내에서 비타민 A로 변하는 카로틴은 당근, 시금치 등의 녹황색채소에 많다.

비타민 B1(티아민)은 탄수화물 대사 및 신경의 조절에 관여한다. 수용성이기 때문에 매일 섭취해야 한다. B1이 결핍되면 쉽게 피로하고 초조해지며 식욕이 없어진다. 현미, 보리, 배아미 등의 곡물, 콩류, 돼지고기, 우유에 많이 들어있다. 조리 시 가열이나 식품가공 과정에서 파괴되기 쉬운 비타민이다.

비타민 B2(리보플라빈)은 에너지 대사과정에서 중요한 역할을 하며, 손상된 피부회복에 필요하다. 결핍되면 피로, 구강염, 식욕부진을 일으키고 스트레스 상태에서는 그 필요량이 증가한다. 우유, 달걀, 간, 콩류에 많이 함유되어 있다.

비타민 B3(니아신)은 신체의 다양한 기능에 여러 가지로 관여하며 육류, 생선, 효모,

콩류에 많이 포함되어있다.

비타민 B5(판토텐산)은 판토텐산은 아세틸-CoA의 성분으로, 에너지 대사에 있어서도 중요한 기능을 담당한다. 닭고기, 생선, 도정하지 않은 곡물에 풍부하다.

비타민 B6(피리독신)는 당질, 지방, 단백질 대사에 관여하는 효소체의 구성 성분이다. 보디빌더는 일반인보다 많은 양을 필요로 하며 맥아, 생선, 호두 같은 견과류에 많다.

비타민 B12(시아노코발라민)는 단백질 및 지방 대사에서 중요한 역할을 하며, 적혈구 생성과정에도 관여한다. 간, 어패류에 많이 들어 있다.

폴라신는 비타민 B복합체의 이용을 촉진시키고, 특히 적혈구의 생성에 관여한다. 결핍되면 빈혈을 일으킨다.

비타민 C(아스코르브산)는 수용성 비타민으로 주로 세포 내 산화환원반응에 관여하며, 각종 신체에 중요한 영향을 미친다. 과다 섭취할 경우, 설사나 가벼운 이뇨 효과가 나타날 수 있다. 감귤류를 비롯한 과일, 파슬리, 브로컬리, 토마토 등에 풍부하다.

비타민 D는 체내의 칼슘이나 인 대사를 일정하게 유지하는 지용성 비타민이다. 이 비타민은 햇볕에 노출되면 자외선과 피부 내 토코페롤의 반응을 통해 피부에서 생성되기도 한다. 비타민 D가 풍부한 식품에는 간, 정어리, 다랑어, 참치, 달걀 노른자 등이 있다.

비타민 E(토코페롤)는 지용성 비타민으로 체내의 다양한 기능에 관여한다. 그 중에서도 고도 불포화 지방산의 산화를 방지하는 항산화 작용이 주목된다. 맥아, 녹황색 채소, 도정하지 않은 곡물, 식물성 기름에 많이 포함되어 있다.

5 _ 무기질Mineral

생물체를 구성하는 원소 중에서 탄소·수소·산소 등의 3원소를 제외한 생물체의 무기적 구성요소를 말하며, 광물질鑛物質이라고도 한다. 단백질·지방·탄수화물·비타민과 함께 5대 영양소의 하나이다. 인체 내에서 여러 가지 생리적 의의를 지니고 있으며 그 대사도 제각기 다르다.

인체를 구성하는 원소로 칼슘Ca·인P·칼륨K·나트륨Na·염소Cl·마그네슘Mg·철Fe·요오드I·구리Cu·아연Zn·코발트Co·망간Mn 등의 원소는 미량으로도 충분하지만 생체 유지에 없어서는 안 되는 영양소이다.

무기질의 기능

무기질은 체내에서 체내의 여러 물질의 구성요소가 되며, 생리현상을 조절하기도 한다. 무기질은 체내에서 크게 3가지 역할을 하고 있다.

첫째, 골격과 치아조직 등 체조직의 구조적 형성에 관여한다. 즉, 무기질의 주요 기능으로 뼈와 치아의 구성성분이다.

둘째, 정상적인 심장박동, 근육의 수축성 조절, 신경의 자극전달, 그리고 체액의 산-알칼리 평형과 삼투압을 조절한다.

셋째, 대사작용의 조절기능을 하며, 세포활동에 관여하는 효소나 호르몬의 중요한 구성 요소이다.

무기질은 당질, 지질, 단백질의 분해과정 중 에너지를 내는 반응을 활성화시키는 데에 중요한 역할을 할 뿐만 아니라 포도당으로부터 글리코겐을, 지방산과 글리세롤로부터 지질을, 그리고 아미노산으로부터 단백질을 합성하는데 있어서도 필수적인 역할을 한다. 또한 무기질은 호르몬의 중요한 구성요소이기도 하다. 식이 중 요오드의 결핍으로 생기는 티록신의 부족은 신체의 기초대사율basic metabolism를 저하시킨다. 세포 내에서 포도당을 이용할 수 있도록 도와주는 호르몬인 인슐린의 합성에는 아연Zn이 필요하고, 소화에 중요한 역할을 담당하는 위산은 염소Cl로부터 생성된다.

무기질의 분류

칼슘은 체중의 약 2%를 차지하며, 그 대부분이 인산칼슘의 형태로 뼈와 이의 성분을 이룬다. 이밖에 혈장 중에 약간 존재하며 근육 및 신경의 기능조절, 혈액응고에 필요하다. 부갑상선 호르몬은 혈장 중의 칼슘 농도를 정상으로 유지시키는 작용이 있다. 그래서 부갑상선을 제거하면 혈장 내 칼슘 함량이 내려가 '테타니'라고 하는 특수한 경련을 일으켜 사망한다.

인은 칼슘 다음으로 체내에 많다. 그 대부분은 인산칼슘으로서 뼈와 이에 존재하고 나머지는 인지질·핵산으로서 모든 조직을 구성한다. 또 생물체 내의 물질대사에 기본적으로 중요한 역할을 한다. 음식물 속의 인산화합물은 소화에 의해 무기인산염이 되어 흡수된다. 무기인산염이 되어도 흡수되는 것은 2분의 1 정도다. 영양 소요량으로서 1인 1일당 1g 으로 되어 있으나, 한국인은 곡물을 많이 먹기 때문에 1.3g 으로 약간 과다하게 섭취하고 있다.

칼륨은 세포외액에는 적지만 세포 내에는 다량 존재하며, 세포기능에 중요한 역할을 한다. 혈장 중의 칼륨은 근육 및 신경의 기능조절에 필요하고 이것이 너무 저하되면 근육마비를 일으킨다. 채소류에 많이 함유되어 있으며, 보통 매일 2～3%를 취하면 결핍을 일으키는 일은 없다.

나트륨은 칼륨과 반대로 세포 내에는 적고 세포외액에 주로 존재하며, 삼투압을 바르게 유지한다. 음식에는 보통 식염의 형식으로 섭취되어 소변으로 배설되지만, 식염의 섭취가 없으면 즉시 신장에서의 나트륨 배설이 정지되어 결핍은 일어나지 않는다. 그러나 땀이 심하게 날 때에는 식염분이 땀과 함께 대량 상실된다. 그러므로 식염을 충분히 보충하지 않으면 나트륨 상실을 초래하여 혈압저하, 근육경련 등의 장애를 일으킨다.

무기질이 부족하면 생기는 현상으로 칼슘은 뼈의 구성 성분이며 근육 운동에 관여하기 때문에 칼슘이 부족하면 구루병이 생기거나 근육운동의 부조화가 일어난다.

또 나트륨은 우리 몸의 삼투압이나 pH를 조절하는 성분으로 부족하면 신경에 이상이 생기고, 망간은 효소의 기능을 도와주는 역할을 하는 무기염류로서 부족할 경우 불임을 초래하기도 한다. 헤모글로빈의 성분인 철이나 적혈구를 만드는 데에 사용되는 구리, 코발트 등의 섭취가 부족하면 빈혈이 생길 수 있다.

6 _ 물Water

화학적으로 산소와 수소의 결합물이며, 생물이 생존하는 데 없어서는 안 될 색, 냄새, 맛이 없는 액체인 물은 인간에게 가장 중요한 영양소이며, 체내에서 가장 많은 부분을 차지하고 있다. 실제로 체중의 약 60%가 물이며 뇌와 근육은 75%, 뼈조차도 25%가 물이다. 체내 수분의 10%가 손실되면 탈수증을 일으키며 20%를 넘으면 사망에 이르게 된다. 인간은 음식 없이도 몇 주간은 생존할 수 있지만, 물 없이는 며칠밖에 버틸 수 없다. 더운 곳에서는 몇 시간이 고작일 것이다.

다행히도 지금은 훈련 중에, 혹은 시합 중에 자유로이 수분을 공급하는 것이 상식이다. 과거에는 물을 마시면 운동수행능력에 지장을 초래하고, 체중이 증가하며 근육 경련을 일으킨다는 잘못된 인식 때문에 수분공급에 소극적이었다. 그러나 최근의 한 연구에서 장시간 햇볕에서 훈련을 하면, 체내 수분의 8~9%가 손실되어 운동수행능력이 저하된다는 것이 밝혀져, 적극적으로 수분을 공급하도록 지도하게 되었다.

물의 기능

물이라는 이 놀라운 물질은 신체 어느 곳에도 포함되어 있다. 생명유지에 필요한 체액, 혈액도 90%가 물이다. 혈액은 영양소나 에너지를 근육으로 운반하고, 근육으로부터 대사로 인한 노폐물을 회수한다는 것은 누구나가 알고 있는 사실이다.

수분이 감소하면 혈액농도가 진해지기 때문에 이러한 기능이 저하되는 것이다. 체내수분이 5% 손실된다는 것은 혈중 수분이 10% 손실된다는 계산이다. 혈액의 농도가 짙어지면 응고되기 쉽고, 산소를 뇌나 근육으로 운반하기 어려우며, 각 조직으로 물질을 운반하는 능력도 저하되는 것이다.

체온유지도 물이 수행하는 또 다른 역할 중 하나이다. 체내에 수분이 부족하면 상승된 체온을 낮출 수 없다. 소화활동에도 물이 관여하는데, 하루에 약 4.51ℓ의 물이 필요하다. 그리고 관절은 물에 의해 원활히 움직이게 된다.

또한 물은 에너지 대사에 관여한다. 만약 신장에 충분한 수분이 공급되지 않으면 신장 대신 간이 독소를 제거해야 하므로 음식물 대사간의 다른 기능이 저하된다. 체지방을 에너지원으로 사용하는 대사능력이나 훈련 후의 회복력이 감퇴하는 것이다. 이 밖에도 물은 60가지 이상의 기능에 영향을 미치고 있어, 우리들이 살아가는 데 없어서는 안 되는 중요한 영양소인 것이다.

수분공급은 훈련 후의 회복과 지방을 주 에너지원으로 사용하는 것을 돕는다. 탈수증을 일으키면 훈련 후의 회복이 느려지고, 올바른 다이어트를 실시해도 지방을 에너지원으로 사용하기 어렵게 되는 등 체내기능의 효율이 약화되며, 운동수행능력은 저하된다. 이러한 상태가 되면 인체는 수분손실을 가능한 줄이기 위해 소변에 의한 수분배출 조차도 억제하려 한다.

물은 글리코겐과 함께 저장됨으로써 에너지 저장에 공헌한다. 따라서 수분을 섭취하지 않으면, 글루코스는 그대로 혈액 속에 남아 간에 이르게 되고, 간에서 지방으로 바뀌어 저장된다. 즉 수분을 충분히 공급하지 않으면 살이 찌게 되는 것이다. 특히 다이어트 중인 운동선수는 충분히 물을 마시도록 한다. 그렇게 하면 간은 체지방을 에너지원으로서 대시에 효과적으로 이용하게 된다. 또한 당질 부하를 실시할 때는 물을 자주 마시도록 한다. 글리코겐 1에 대해 물 3의 비율로 저장되기 때문에 글루코스는 글리코겐으로 저장되기가 용이해지는 것이다.

물과 운동

운동선수는 비활동적인 사람보다 많은 수분을 필요로 한다. 체내의 수분이 4~5%만 손실되어도 운동수행능력은 상당히 저하된다. 매일 운동시작 20분 전에는 수분을 충분히 공급하고, 탄수화물 식사를 섭취할 것을 권하는 바이다. 체중 68kg의 선수가 시합 전에 공급할 수 있는 수분은 1,200㎖가 한도이다. 시합 전에 수분을 공급함으로써 마라톤의 경우 체중 감소는 4% 정도에 그치게 되었다. 과거 코치들의 지도대로 갈증을 느낄 때까지 기다리지 않도록 한다. 갈증 날 때까지 수분을 공급하지 않으면 신체는 탈수상태에 이르게 되는 것이다.

갈증은 체액이 감소되었다는 신호이다. 체액이 감소되면 신체 중심부 체온은 상승하고 기능이 둔화된다. 인체는 항상 36~37도의 체온을 유지하고 있지만, 강도 높은 운동을 수행하는 선수의 기초체온은 그보다 약간 높다.

훈련을 실시하면 체내 수분이 손실되고 체온은 상승하는데, 한여름의 더위 또한 체온을 상승시킨다. 따라서 무더운 여름철 장시간의 강도 높은 훈련을 계획하고 있다면, 신체를 적응시킬 필요가 있을 것이다. 여름에는 운동뿐 아니라 일상생활에서도 다른 계절에 비해 땀 분비를 통한 체액손실이 많다. 따라서 운동 중에는 20분 간격으로 물 1컵씩을 보충하고, 운동 이외의 시간에는 갈증을 느낄 때마다 수분을 공급하도록 한다.

땀을 끊임없이 흘리며 운동하고 있는 동안, 체온 조절을 위해 뇌는 혈류가 내부조직에서 피부로 향하도록 지시를 내린다. 그러나 체온이 상승한 채로 운동을 지속하면 몇 가지 문제가 발생하게 되는데, 우선 다량의 수분손실로 혈액의 농도가 진해진다. 그 결과 혈액용량도 감소하고, 발한작용은 원활히 이루어지지 않게 되며 체온조절 기능도 저하된다. 심장은 이를 보완하기 위해 보다 많은 양의 혈액을 방출하게 된다. 만약 수분손실이 위험수위를 넘으면 체온상승으로 인한 열사병을 일으키게 된다.

열사병의 전형적인 증상은 건조, 피로, 갈증, 현기증, 그리고 전해질 부족으로 인한 근육경련 등이다. 사람에 따라서는 2~3시간의 운동으로 2~3㎏의 수분이 손실되는 경우도 있다.

목이 마르면 무엇보다 물이 마시고 싶어진다. 이는 손실된 수분을 보충하고 탈수를 방지하려는 신체의 자연스런 반응이다. 이처럼 물은 매우 중요한 영양소이지만, 간단히 공급할 수 있어 편리하다. 체육관에서 갈증을 느끼면, 물이 준비된 곳으로 가기만 하면 되는 것이다. 수분을 손실한 세포는 소장으로부터 신속히 물을 흡수해 부족한 수분을 보충한다. 위가 아닌 소장이라는 것이 의아스러울 것이다. 왜 소장인가 하면, 위는 물을 흡수하지 않기 때문이다.

강도 높은 훈련은 우리가 영위하는 일상생활과는 다른 상태인 것이며 생리적으로 과도한 것을 신체에 요구하고 있는 것이다. 물은 탈수를 막고, 우리의 생명과 신체기능을 유지하는 역할을 담당한다. 어쨌든 훈련 중에는 20분마다 물 1컵(120~240㎖)의 수분을 공급해야 한다.

제 4 장

건강과 운동처방

1. 운동 처방 2. 운동 처방에 따른 운동

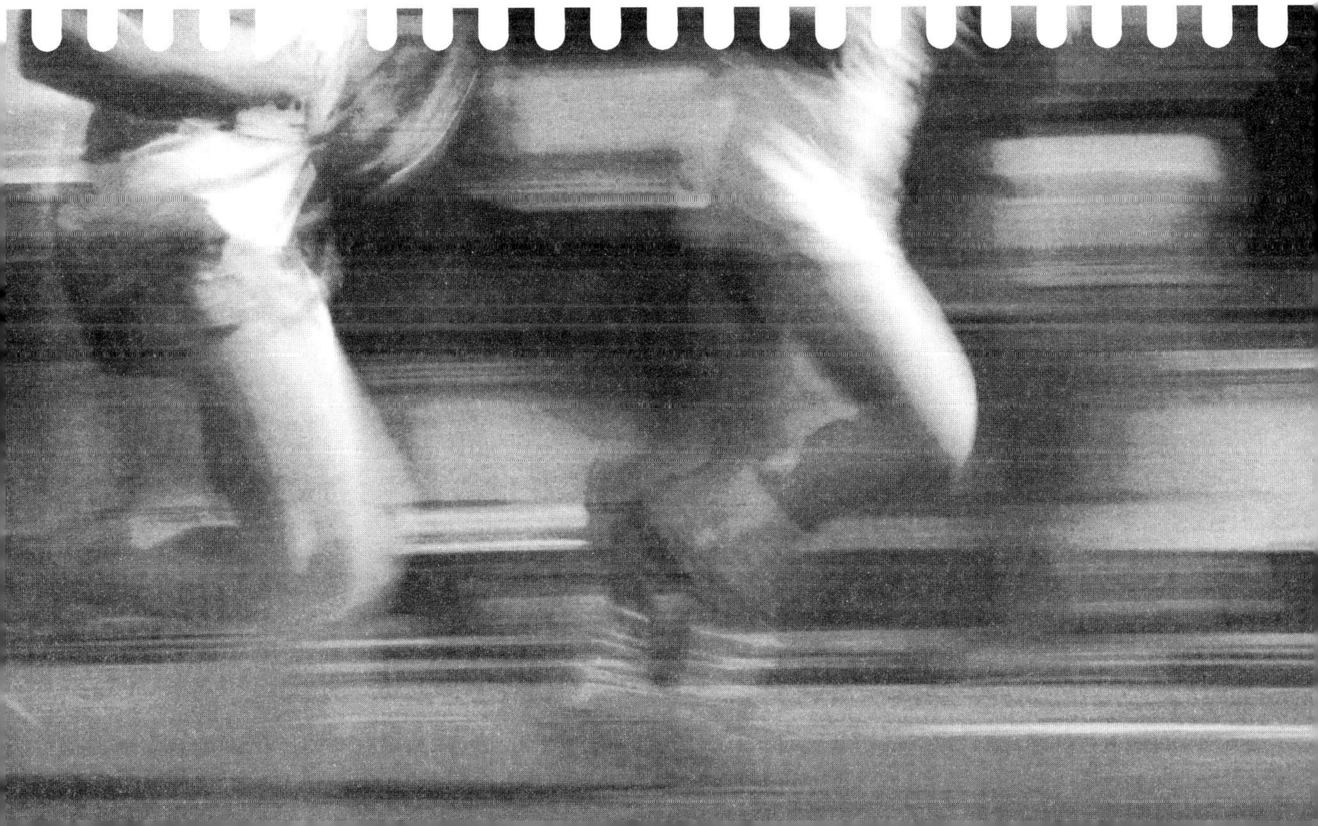

제 4장: 건강과 운동 처방

1 _ 운동 처방exercise prescription

개인의 특성을 고려하여 도달하고자 하는 체력 수준의 구체적인 목표를 설정하고 어떤 형태의 운동을 어떤 강도로 얼마나 자주 하는가의 계획을 세워주는 것이 운동 처방이다. 건전한 신체적성은 단순히 질병이 없음을 의미할 뿐만 아니라 신체 모든 면에서 최선의 상태에 있음을 의미한다.

즉, 운동을 하면서 발생할 수 있는 위험성 및 상해를 최소화하면서 운동의 효과를 최대한으로 높일 수 있도록 하기 위하여 운동 전문가에 의해 작성된 신체 활동의 계획을 말한다.

운동 처방의 목적은 신체 활동을 습관적으로 하게 하도록 변화를 주기 위한 것이며, 이로 인하여 건강 증진에 도움을 주고자 하는 것이다. 운동 처방은 운동 빈도, 운동 강도, 운동 시간, 신체 활동의 형태, 점진적 증진 등의 다섯 가지 필수 구성 요소들로 작성된다.

운동 처방은 환자의 신체 활동을 파악하고 운동에 대한 요구 사항을 반영해서 신체 활동의 변화를 돕고자 하는 '임상 행동 의학적인 방법'과 함께, 운동과 관련된 체력 검사 등과 같은 '건강 의학적인 방법'을 통합하여 작성되며 환자의 조기 치료에 도움을 주는 이점이 있다.

종래에 운동 처방은 주로 엘리트 스포츠 선수들을 대상으로 보급되었지만, 오늘날에는 여러 질병의 예방 및 치료를 위한 수단으로서 일반인들에게도 널리 보급되고 있다. 운동 처방사라는 직종에 대한 관심이 날로 높아지고 있는 만큼 운동 처방도 주목을 받아가고 있다.

운동 처방은 한편으로 건강디자인이라고도 할 수 있다. 현대적 의미의 운동 처방은 디자인의 성격처럼, 운동 처방 역시 합리적, 계획적으로 개개인의 특성에 맞춰 운동 처방을 하기 때문이다. 과거 운동 처방은 오늘날의 운동 처방과 달리 일률적인 운동을 처방했다. 그 단적인 예로 프로선수들의 경기 전 스트레칭을 들 수 있다. 과거 운동선수들은 빙 둘러 서서 구령자의 구호에 맞춰 몸을 풀었지만, 오늘날의 운동선수들은 각자 개개인에게 필요한 스트레칭을 자율적으로 한다.

운동 처방의 측정 요소는 심폐적성에서 심폐 기능 및 지구력, 근 적성에서 근력 및 근지구력, 신체조성에서 체중, 비만도, 신경근 이완성에서 협응성 및 유연성이 있다. 운동 후의 효과는 올바른 신체활동의 비율 증가, 건전한 생활양식 형성, 스트레스 해소 및 건강 증진의 효과를 볼 수 있다.

운동 처방exercise prescription의 목적

개인의 건강상태와 체력수준에 알맞은 운동을 과학적인 검사를 통해서 선택하여 규칙적으로 실시하는 방법을 제시해주는 것을 말한다.

운동 처방을 받기 위해서는 유연성, 근지구력, 근력, 평형성, 민첩성, 운동부하 검사가 필요하다. 운동 처방을 받게 되면 자신의 건강증진이나 질병치료를 위해서 어떠한 운동을, 어떻게, 얼마만큼 해야 되는지를 판단할 수 있는 근거를 제시해줄 뿐만 아니라 운동의 효과와 안전을 보장하는 과학적인 지침을 제공받을 수 있다.

심폐기능을 측정하는 운동부하 검사는 운동 처방을 하는 데 있어 기초가 되는 임상 스포츠의학 검사로서 운동부하 장치인 트레드밀이나 자전거 에로고미터를 이용하여 운동을 시키고 심장의 이상반응과 기능적 운동능력을 체크하는 검사이다. 하지만 비만이나 퇴행성관절염 환자의 경우 관절에 무리가 갈 수 있기 때문에 트레드밀보다는 자전거를 이용하는 것이 더욱 안전하다.

운동부하 검사는 관상동맥질환의 이상 유무를 진단하고 호흡순환기능을 측정하여 운동 처방 시 직접 운동 강도를 결정할 수 있는 중요한 정보를 얻기 위한 과정이다. 심장과 폐에 부하를 주면서 심전도를 체크하기 때문에 일시적으로 올 수 있는 허혈증세, 부정맥 등을 바로 알 수 있다. 따라서 오랜만에 운동을 시작하는 사람이나 강도 높은 운동 프로그램에 참가하기를 원하는 사람, 심폐기능 향상 유무를 체크하는 데 아주 유용하다.

예를 들어 남성의 경우 6.5 METs(운동 시 최대 산소 소모량 및 대사열 발생량)의 측정 결과를 얻었다면 등산과 조깅은 가능하지만 농구와 스킨스쿠버, 수영 등은 무리가 따르기 때문에 체력증강을 한 다음 운동을 할 수 있다는 해석이 된다.

운동부하 검사는 약 20～30분 정도 소요되며, 몸에 무리 없이 안전하게 할 수 있는 검사로 반드시 스포츠의학 전문의가 측정, 분석해야 한다.

운동 처방의 목적은 체력을 향상 시키는 것, 만성질환 위험인자risk factor를 줄임으로써 건강을 유지하는 것, 운동 실시 중의 사고를 예방하는 것이다. 이러한 일반적인 목적은 개인적인 흥미, 건강상의 필요성, 질병에 기초하기 때문에 모든 운동 프로그램이 모든 사람에게 똑같은 효과를 주는 것은 아니다. 기본적으로 특정 개인에게 특정 효과를 가져다주는 것이 운동 처방의 목적이라 할 수 있다.

운동 처방의 원리

안정성의 배려는 매우 중요하다. 운동에 동반되는 사고와 부상, 장애를 예방하기 위해서는 운동을 실천하는 사람이 신체인식(자신에 몸에 대해 이해하는 것)을 높여야 하고, 운동 전후에 스트레칭을 하고, 올바른 자세로 운동을 해야 한다. 그리고 그 운동으로 일어날 수 있는 상해에 대한 올바른 인식과 지식을 알고자 노력하는 것이 중요하다.

운동 처방의 원리로는 과부하의 원리, 점진성의 원리, 반복성의 원리, 개별성 및 자각성의 원리가 있다.

과부하over-load의 원리

트레이닝이란 반복되는 운동에 대한 하나의 자극인데, 자극에 대한 적응이 일어나려면 신체 각 부위의 기관이 보통 상태보다 큰 자극을 받아야 한다. 생리적 자극의 수준을 약간 초과하는 부하를 과부하overload라고 하는데, 인체는 주어진 과부하에 적응하면 다시 새로운 과부하로 자극을 주어야 운동 효과를 얻을 수 있다.

부하를 늘릴 때 단번에 크게 늘리는 것은 바람직하지 않으며, 먼저 목표성노를 성한 다음 점차적으로 운동량에 적응해가며 늘리는 것이 바람직하다.

점진성progressive-load의 원리

운동기간 중 운동의 질인 운동 형태, 운동 강도와 양인 운동 시간, 운동 빈도, 운동기간을 점진적으로 증가시켜가는 것을 의미한다.

매일 마다 운동량을 바꾸는 것은 바람직하지 못하다. 예컨대 하루 철봉을 5개 했던 사람이 그 다음날 6개, 7개로 늘려나가는 것은 효과적인 운동법이 아니다. 우리의 체력은 그래프 상 계단식 모형으로 향상되는 성격을 가지는데, 그 시기는 일주일이다. 그러므로 운동량과 강도를 증대하는 데에서는 일주일을 단위로 하여 점진적으로 증대하는 것이 효과적인 운동법이라 하겠다.

반복성repetition의 원리

아무리 강도가 강한 운동량이라도 꾸준히 하지 않으면 효과가 없다. 반면 미미한 운동량이니마 꾸준히 한다면 효과는 반드시 나타난다. 연구에 따르면 근력운동의 경우 6개월 내지 1년은 꾸준히 해야 그 효과가 나타난다고 한다. 여기서 '꾸준히'라는 말은 '매일'이라는 말이 아니다. 가장 바람직한 운동 형태는 격일제로 하는 것이다.

개별성 및 자각성의 원리

각 개인의 특수성 즉 성, 연령, 발육단계, 체형, 체력수준, 건강상태, 숙련도, 심리적 특성 등을 고려하여 각자의 체력과 가능성에 알맞은 부하로 운동해야 보다 효과적인 운동 효과를 얻을 수 있다는 것이다.

이는 현대적 의미의 운동 처방에서 가장 주요한 원리이기도 하다. 개별성의 원리란 운동 처방을 함에 있어 피처방자의 신체 및 정신적 특성을 충분히 고려하여 그에 합당한 운동법을 제공해야 한다는 것을 말한다. 주요 고려요소로는 개인의 체력, 신체적 성숙도, 유전, 식습관, 질병, 성별 등이다. 만약 근육이 잘 발달되어 있는 사람이라면 더 이상의 근력운동이 아닌 유연성 및 지구력을 증진시키기 위한 운동, 이를테면 유산소 운동으로 조깅이나 자전거타기가 좋고, 전신지구력이 잘 발달되어 있으나 체격이 왜소한 사람이라면 근력운동을 처방하는 것이 좋다.

하지만 이러한 처방도 처방자의 일방적인 처방이 되어서는 안 된다. 피처방자의 신체, 정신적 특성은 피처방자 자신이 제일 잘 알기 때문이다. 그러므로 운동 처방을 하는 데에 고려요소로서 피처방자의 의사 또한 중요시 되어야 하는데, 이를 자각성의 원리라 한다.

운동 처방의 구성 요소

운동 처방의 구성 요소는 운동 형태, 운동 강도, 운동 시간 그리고 운동 빈도 등을 말한다. 이들은 서로 동떨어진 개념이 아니라 상호 유기적이고 밀접한 관계를 맺고 있다. 이러한 구성 요소는 운동 부하 검사를 통해서 최대 운동 능력을 측정한 후 그 결과에 따라 운동의 형태, 운동 강도, 운동 시간 그리고 운동 빈도 등을 결정 할 수 있다.

운동 처방의 질적 요소

운동 처방의 질적 요소는 운동 형태, 운동 강도가 있다. 운동 형태type of exercise 운동 처방의 목적에 따라 결정이 되어야 한다. 심폐지구력 개선을 위해서는 장거리 달리기, 자전거 타기, 수영 등 대근육군을 사용하는 유산소 운동을 리드미컬하게 장기간 사용 하여야 할 것이며, 근력이나 근지구력을 개선하려면 웨이트트레이닝이나 서킷트레이닝 등의 운동을 병행해야 하며, 신체의 균형미와 유연성을 기르기 위해서는 체조나 무용, 요가를 선택해야 할 것이다. 또한 질병이나 개인적인 특수한 상황에 따라서도 운동의 형태는 달라져야 한다.

[표 4-1] _ 운동 목적에 따른 운동 형태와 운동 효과

운동 목적	운동 형태	운동 효과
심폐 지구력향상	걷기, 달리기, 자전거타기, 수영 등의 유산소 운동	최대산소섭취량의 증가, 심박수 감소, 심혈관계 발달
근기능 발달	웨이트 트레이닝, 서키트 트레이닝, 등척성 운동	근력 · 근지구력 증대, 근비대, 근글리코겐농도 증가
유연성 증진	정적 스트레칭, 동적 스트레칭	각 부위 관절의 가동범위 확대
체성분의 변화	걷기, 달리기 등의 유산소운동, 저항성 운동	체지방 감소 및 제지방량 증가, 지단백 대사의 호전, 혈압저하

운동 강도intensity of exercise 일정시간 내에 수행된 운동량을 의미하는데, 이것은 운동 형태와 개인의 체력수준을 고려하여 설정되어야 한다.

운동 처방을 하는 것에 있어서 가장 어려운 문제는 적당한 운동 강도intensity를 결정하는 일이라 하겠다. 일반적으로 운동의 강도는 %HRmax, %VO2max, %1RM (repetition maximal: 1회 반복 최대 중량), METs, RPE등으로 표시되는데 개인의 수준에 따라서 강도는 다르게 처방되어야 하지만 항상 운동 강도의 적정 범위를 고려하지 않으면 안 된다. 운동 강도가 너무 약하거나 또는 너무 강하여도 운동의 효과는 기대하기 어렵다. 그러므로 적절한 운동 강도, 곧 운동의 효과를 얻기 위한 안전하고도 최소한의 운동 강도로 일정한 시간을 운동해야만 운동의 효과를 얻을 수 있다.

운동 처방의 작성 시 중요시 되는 운동 강도는 심폐 적성을 위해서 순환계가 감당할 수 있는 한도 내에서 충분한 부하를 주는 것이다.

심폐지구력 향상을 위한 운동 강도는 개인의 최대 운동능력의 60~80%의 범위 내에서 처방한다. 최대 운동능력이 낮고 운동을 처음 하는 사람은 최대 운동능력의 50~60%에서 운동을 시작하는 것이 좋다.

❶ 맥박수를 이용하는 방법

최대심박수(maximal heart rate) = 220 - 연령
목표심박수 = 운동 강도(%) X (최대심박수-안정시심박수)+안정 시 심박수

• 목표심박수(target heart rate)
- 20세의 60%운동 목표 심박수 = 0.6×(200-60)+60 = 84+60 = 144회/분
- 20세의 80%운동 목표 심박수 = 0.8×(200-60)+60 = 112+60 = 172회/분

❷ METs를 이용하는 방법

우선 운동 부하검사를 통한 개인의 최대 능력을 파악하고, 그 자료를 이용하여 운동 강도 설정한다. 1 MET=3.5ml/kg/min이다. 최대산소 섭취량이 35ml/kg/min=10METs가 된다. 60~70%의 운동 강도로 운동을 하려면 6~METs가 된다.

[표 4-2] _ 운동자각도(RPE)

6.		
7.	very very light	매우 편하다
8.		
9.	very light	약간 편하다
10.		
11.	light	편하다
12.		
13.	fairly hard	약한 힘들다
14.		
15.	hard	힘들다
16.		
17.	very hard	매우 힘들다
18.		
19.	very very hard	최대로 힘들다
20.		

자각적인 피로도를 6~20의 숫자로 나타낸다. 그 값에 10배를 하면 거의 심박수와 일치한다.

❸ 운동자각도를 이용하는 방법

운동자각도(ratings of perceived exertion; RPE)란 운동 시 변화하는 느낌을 생리학적 반응에 맞추어 등급을 매기는 척도로서 Gunner Borg에 의해 개발 되었으며 [표 4-2]와 같다.

운동 처방의 양적요소

운동 처방의 양적요소는 운동 시간, 운동 빈도, 운동기간이다. 운동 시간time에 있어서 운동량을 얼마만큼의 시간 또는 기간 동안 운동할 것인지는 전적으로 운동 강도와 관련이 있다. 운동의 시간과 운동 강도는 역 상관관계로 운동 강도가 높으면 높을수록 지속할 수 있는 운동 시간을 짧아지게 된다. 일반적으로 준비운동과 정리운동을 제외한 주 운동 시간은 체력에 따라 차이가 있겠으나 20~50분 정도가 적당하다. 일반인은 높은 강도에서 짧은 시간동안 운동을 하는 것 보다 낮은 강도에서 장시간 운동을 하는 것이 좋다. 적당한 운동 강도와 운동 시간의 설정 기준은 운동이 끝난 후 1시간 이내에 안정 상태로 회복되고 피로를 느끼지 않을 정도가 가장 이상적이다. 운동지속시간은 운동을 실시하는데 소요되는 시간으로 표시하는 것이 원칙이지만, 운동 형태에 따라서 set 또는 session으로 나타낼 수 있다.

운동 빈도frequency는 처방된 운동 형태, 운동 강도, 운동 지속시간으로 구성된 운동 프로그램을 1주일 중 실시 할 날짜수를 의미한다.

운동은 규칙적이고 지속적으로 실시해야 하지만 얼마나 자주 하느냐에 따라 효과가 달라진다. 매일 같이 적당한 운동을 실시한다면 더없이 신체의 대사기능을 높여 주지만 적어도 주당 3일 이상은 실시하여야 한다. 예를 들어 근력개선을 위한 운동은 최소한 주당 며칠을 할 것인가, 또한 개인의 수준으로 볼 때 그것이 적당한가를 고려하여야 한다.

운동 빈도는 발달시키고자 하는 체력 요소에 따라 다를 수 있겠지만 대부분의 건강 체력 요소의 발달을 위해서는 일주일에 최소 3-6일은 운동을 해야 한다. 만일 3일 동안 운동하는 경우에는 3일 연속으로 실시하는 것보다는 격일제로 하는 것이 좋다. 어느 방법이든 운동 효과에는 별 차이가 없으나 운동초기에는 관절 등의 상해예방을 위해 격일식이 바람직하다.

운동기간period은 운동 처방에 의한 계획된 프로그램에 의하여 운동의 효과가 나타나는 기간을 말하는 것으로 일반적으로 근 기능 강화는 10~12주, 심폐기능 강화는 12~14주, 유연성 향상은 8~10주 정도면 나타나는 것으로 보고 있다. 그러나 장시간 실시하면 단시간의 운동 효과보다 더 뛰어난 것은 잘 알려지고 있는 실정이므로 운동의 효과의 기간을 알면 운동을 중도 포기하는 시점은 줄어들 것이다. 운동기간은 통상 초기훈련기, 향상훈련기, 유지훈련기로 나누어진다.

운동 처방의 시행

운동 처방의 순서는 의학검사, 운동부하검사, 체력검사, 운동 처방전의 작성, 사후관리와 재검사를 시행하고([그림 4-1]), 이에 따른 검사의 항목은 [부록 2]를 참고한다.

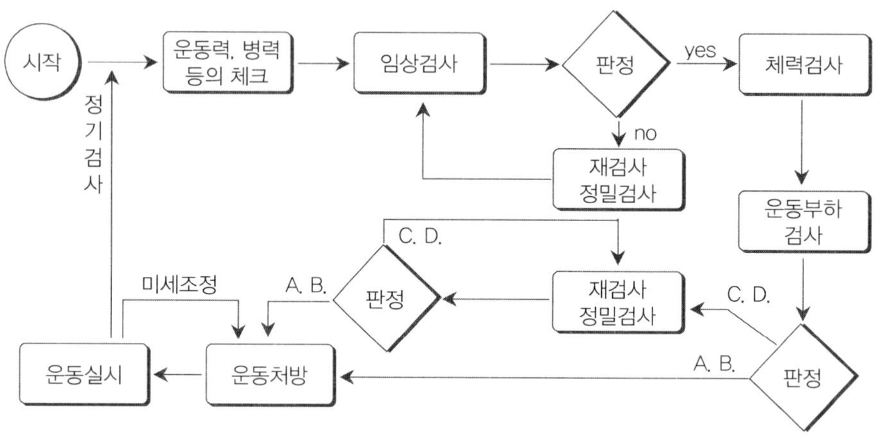

운동처방의 전형적인 흐름을 나타낸다. 검사결과가 A 또는 B라고 판정된 사람에게 운동이 처방된다.

A: 이상 없음. 운동을 해도 좋다.
B: 이상 소견 있음. 조건부로 운동을 해도 좋다.
C: 정밀검사 필요
D: 운동 불가, 치료를 필요로 한다.

[그림 4-1] _ 운동 처방의 흐름도

2 _ 운동 처방에 따른 운동

유산소능력 향상을 목적으로 하는 경우

유산소능력의 향상이나 호흡순환 기능의 개선을 목적으로 하는 경우 그 사람의 조건, 운동 종목, 운동 기간, 운동 빈도 등에 따라 효과는 반드시 일치하지는 않는다. 그러나 보통사람이 일반적인 운동을 하는 경우를 대략적으로 말해 50% VO_2max의 운동이라면 몇 주에서 몇 개월 사이에 명확한 효과를 얻을 수 있다. 그 이하의 강도에서는 충분한 효과를 기대할 수 없다.

지금까지 병 등으로 장기간 안정을 취하고 있던 사람이나 기타 이유로 거의 운동을 거의 하지 않던 사람은 50% VO_2max 이하의 운동에서도 효과는 확실히 얻을 수 있다. 반대로 지금까지 조깅 등으로 장기간 트레이닝을 하고 있던 사람의 경우에는 50~60% VO_2max 정도의 강도로는 유산소능력의 증강효과를 바랄 수 없다. 또한 어떤 조건의 운동을 하고 있다면 처음에는 효과가 있지만 수개월이 지나면 효과가 절정을 달해 더 이상 올라가지 않는 경우가 많다.

운동을 하여도 유산소능력이 개선되지 않는다고 운동의 효과가 없다고 생각해서는 안 된다. 만일 그 사람이 그 운동을 중지하면, 유산소능력은 반드시 저하될 것이다. 따라서 운동을 계속하는 것이 현재의 능력유지에 도움이 되므로 이것도 훌륭한 효과라고 할 수 있다. 보통 사람이 행하면 유산소능력이 개선된다고 하는 운동을 일상적으로 실시하는 것은 아무리 현실적으로 유산소능력이 향상되지 않더라도 이 외에 여러 가지에서 도움이 되는 것이다.

근력강화를 목적으로 하는 경우

근력강화를 목적으로 하는 경우는 최대근력의 80~90% 이상의 강한 힘을 피로해질 때까지 반복하여 발휘하는 것이 효과적이다. 50% 전후 또는 그 이하의 근력발휘로는 근지구력의 강화는 될 수 있지만 근력을 강화하는 효과는 별로 기대할 수 없다.

운동 강도 설정법

웨이트트레이닝의 운동 강도는 RM(repetition maximum: 최대치까지 반복할 수 있는 횟수)반복 횟수로 얻어지게 된다([그림 4-2]). 이러한 반복 횟수는 종목에 따라, 운동목적 따라 다르게 적용되어야 한다([표 4-1]).

- 자신의 1RM을 알기 위해서는 직접 측정과 간접 측정 방법이 존재한다. 직접 측정은 부상위험이 존재하므로 주로 간접 측정 방법을 이용한다.
- 간접 측정 방법: 1RM = W0 + W1

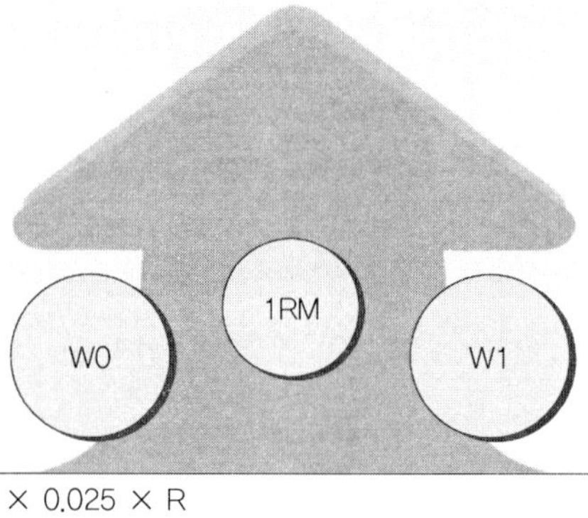

- W1 = W0 × 0.025 × R
- W0 = 충분한 준비 운동 후 약간 무겁다고 생각되는 중량(10회 이내로 반복 가능한 무게)
- R = 반복횟수

[그림 4-2] _ 1-RM의 측정방법

[예 1] 어떤 사람이 40kg의 중량을 최대로 노력하여 8회의 반복운동을 실시했다고 한다면 이 사람의 최대 근력은?

[예 2] 어떤 사람이 60kg 중량을 선택하여 최대의 노력으로 10회 반복 운동을 실시하였다면 이 사람의 1RM(최대근력)은?

[표 4-3] _ 운동 목적에 따른 운동 강도와 반복 횟수

운동 강도	반복 횟수	운동 목적
100%	1 RM	최대근력 향상
95%	2 RM	
93%	3 RM	....
90%	4 RM	
87%	5 RM	
85%	6 RM	근파워 향상
83%	7 RM	
80%	8 RM	....
77%	9 RM	
75%	10RM	근비대 향상
70%	11RM	
67%	12RM	....
65%	15RM	근지구력 향상

휴식 시간

휴식 시간을 정확하게 설정하지 못하면 운동의 효과를 최대치로 끌어올리는데 걸림돌이 될 수 있다.

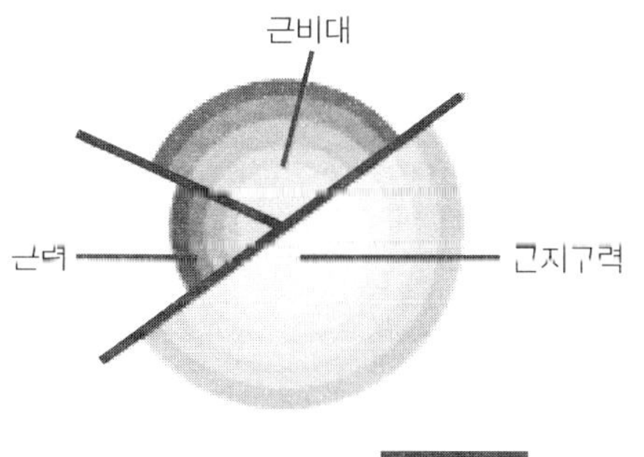

- 근력:
  근력을 목표로 할 경우 2~5분 정도 휴식시간을 부여한다.
- 근비대:
  근비대를 목표로 할 경우 30초~1분30초 정도 휴식시간을 부여한다.
- 근지구력:
  근지구력을 목표로 할 경우 30초 정도 휴식시간을 부여한다.

[그림 4-3] 근력 운동사이 휴식 시간

저항운동의 운동 순서 및 운동 빈도

운동의 종류는 저항 훈련 프로그램이고 이용할 수 있는 운동기구와 운동 시간 등을 고려해 운동을 선택해야 한다. 훈련 빈도는 저항 훈련프로그램에서 보통 훈련기

간은 1주 단위로 한다. 운동 순서는 파워, 기타 본 운동, 보조운동으로 실시하고 근 파워 운동은 훈련 세션의 초기에 실시해야 한다.

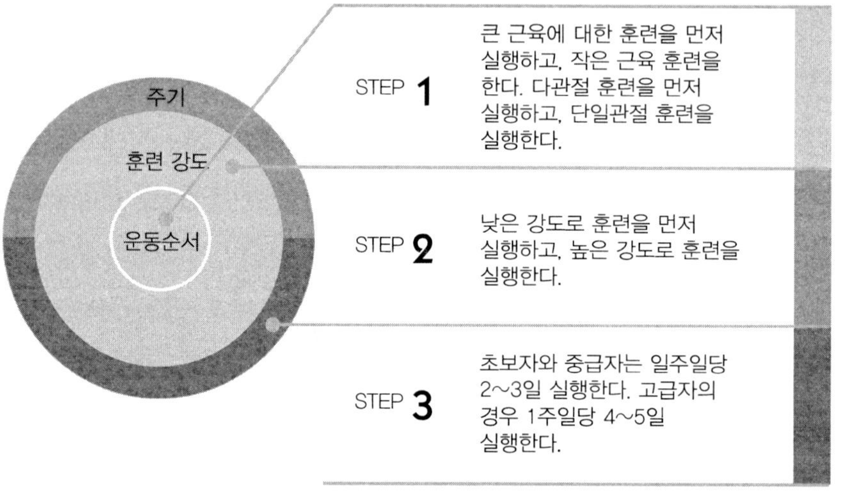

[그림 4-4] _ 저항 운동의 운동 순서 및 운동 빈도

제 5 장

건강과 운동 상해

1. 운동 상해의 개념과 원인　2. 운동 상해의 기본처치　3. 운동손상의 종류
4. 골격근의 손상 기전　5. 운동재활의 의미와 운동재활프로그램

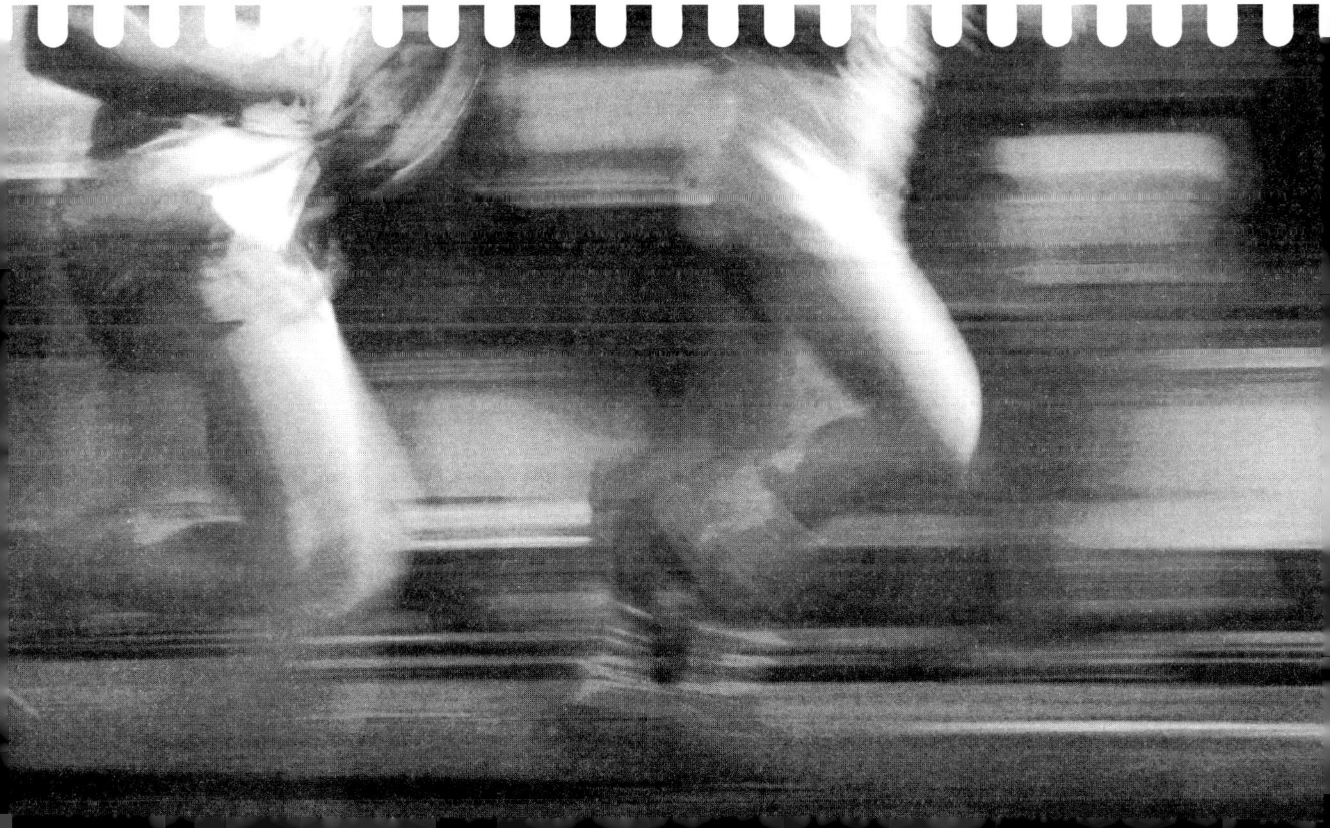

제 5장: 건강과 운동 상해

1 _ 운동 상해의 개념과 원인

건강증진과 체력 향상을 위하여 운동의 중요성이 부각되면서 운동선수 이외에도 여가활동의 한 방법으로 신체활동을 행하는 것이 대중화 되었다. 특히, 인간은 건강상태를 유지하면서 행복한 삶을 영위하려고 노력하고 있으며 그 수단과 방법의 하나로 신체활동 즉 운동을 하고 있다.

그러나 안전을 무시한 고강도 운동이나 지나친 자만이 오히려 건강을 해칠 뿐 아니라 운동 상해를 유발시키는 경우가 종종 있다. 더욱이 전문체력 및 기술향상을 통한 경기력이 목적인 운동선수들은 항상 상해를 입는 경우를 배제할 수 없다.

Ekstrand Gillquist에 의하면 운동 상해는 운동경기 중에 입는 상해로서 그 정도가 병원의 치료를 받아야 하거나 1주일 이상 연습이나 게임에 출전할 수 없는 상태라고 정의하였다. 또한, Michell, Culpepper는 선수가 게임이나 연습 중 의학적 상태의 외상변화로 병원에서 전문적 치료를 받아야 할 상태를 말한다고 하였다.

즉, 운동 상해란 운동에 의해서 발생되는 모든 신체의 상해를 말하는 것이며 운동 상해는 외상과 장애로 구분할 수 있다.

여기서 말하는 외상이란 신체활동 중 외부로 부터의 물리적인 힘에 의해서 즉시 발생되는 것을 말하며, 반복되는 신체활동으로 인해 서서히 운동 수행능력이 감소하고 일상생활에 장애를 가져오는 경우가 발생되는 데 이를 운동장애라고 한다.

운동 상해의 발생 범위는 신체 각 부위에 광범위하게 나타나고 그 형태도 각양각색이다.

운동 상해의 일반적인 증상에는 부종, 통증, 압통, 운동장애, 출혈 등이 있으며 손상이 심하거나 골절, 탈구dislocation, 열상 등은 즉시 병원에 가서 치료를 받아야 한다. 하지만 그 밖에 가벼운 염좌sprain, 건염tenkinitis, 좌상strain 등은 초기에 응급처치를 잘 하여야 한다.

운동 상해의 원인은 고강도 장시간 훈련 후에 충분한 휴식이 부족하거나 초기 손상에 대한 적절한 치료가 부족하게 되면 초기의 경미한 손상위에 스트레스가 계속 가해지면서 손상의 정도가 심해지고 치료가 어려워진다. 또한 잘못된 훈련방법으로 운동량을 너무 빨리 증가시키거나 운동 강도를 갑자기 높였을 때, 혹은 검증이 안된 새로운 훈련 기술을 무리하게 시도할 때에도 손상이 빈발한다.

이외에도 선수 자신의 기술과 훈련의 부족, 준비운동의 부족, 주의가 산만했거나 과도하게 긴장했을 때에도 손상이 유발되며, 상대편 선수의 반칙이나 난폭한 행위에 의해서 운동손상이 일어날 수 있고, 사용하는 스포츠 시설이나 운동기구가 부적절할 때에도 운동손상이 일어날 수 있다

2 _ 운동 상해의 기본처치(RICE 조치)

RICE는 모든 뼈, 관절, 근육 부상의 치료를 위한 휴식rest, 얼음찜질ice, 압박compression, 높임elevation 각각의 첫 글자를 딴 것이다. 부상 후 48시간에서 72시간 이내에 조치가 취해져야 통증을 줄이고 예방하는 데 도움이 된다. RICE조치로 팔다리의 모든 뼈, 관절, 근육, 근육부상을 치료한다. 골절이나 탈구의 경우에는 RICE와 함께 움직이지 않게 고정시켜 주어야 한다.

R(rest): 휴식

휴식을 취하면 상처는 더 빨리 낫는다. 휴식은 부상당한 부위를 쓰지 않고 내버려두

는 것을 의미한다. 신체를 움직이는 것은 혈액의 순환을 증가시키는 데, 이것은 환부를 더 붓게 할 수 있다.

I(ice): 얼음찜질

부상 후 24시간에서 48시간 동안은 매 2~3시간마다 20~30분씩 얼음찜질을 해 주어야 한다. 피부는 차가움, 뜨거움, 통증, 무감각의 네 단계를 거친다. 약 20~30분 후에 피부가 무감각해지면 얼음팩을 제거한 후 상처 부위를 탄력 붕대로 압박해서 높이 올린다(RICE의 C와 E단계).

차가움은 상처부위로 향해 있거나 그 내부에 있는 혈관을 수축시킴으로써 붓는 것과 염증을 감소시킨다. 상처가 난 직후에 차갑게 해주는 것이 중요한 데 이것은 치유시간이 붓는 정도와 직결되기 때문이다. 방금 난 상처에 열기를 가하는 것은 반대의 효과를 초래한다. 즉 상처 부위에 혈액순환이 활발해져 붓기와 통증 모두를 증가시킨다.

두 겹의 비닐봉지나 시중에서 파는 얼음주머니에 얼음조각을 담는다. 얼음팩을 직접 피부에 얹어 탄력붕대를 사용해 환부에 고정시킨다. 얼음주머니는 신체에 잘 맞게 할 수 있다.

C(compression): 압박

환부를 압박하면 상처로부터 액체나 부스러기 등이 나올 수 있다. 압박은 피부와 다른 조직이 커지는 능력을 제한해 신체 내의 출혈을 감소시킨다. 발, 발목, 무릎, 손 팔꿈치 같은 곳을 탄력붕대로 감는다. 탄력붕대를 감기 전에 움푹 파인 곳은 양말이나 수건 등으로 속을 채운다.

환부의 몇 인치 아래에서 시작해서 위쪽으로 균등하게 약간 조인상태에서 나선형으로 겹쳐지게 탄력붕대를 감아 올라간다. 붕대가 너무 조였을 경우에 피부가 창

백해지고 통증이 일어나며 무감각해지고 얼얼해지는 등의 증세가 나타난다. 그럴 경우 즉시 탄력붕대를 푼다. 증상이 사라지고 난 후에 다시 감는다.

멍이 들거나 근육이 놀랜 경우 환부와 탄력붕대사이에 패드를 끼워 넣는다.

E(elevation): 높임

환부를 높이는 것은 얼음찜질, 압박과 함께 환부로의 혈액순환을 제한함으로써 신체내의 출혈을 감소시키고 붓기를 최소화할 수 있다.

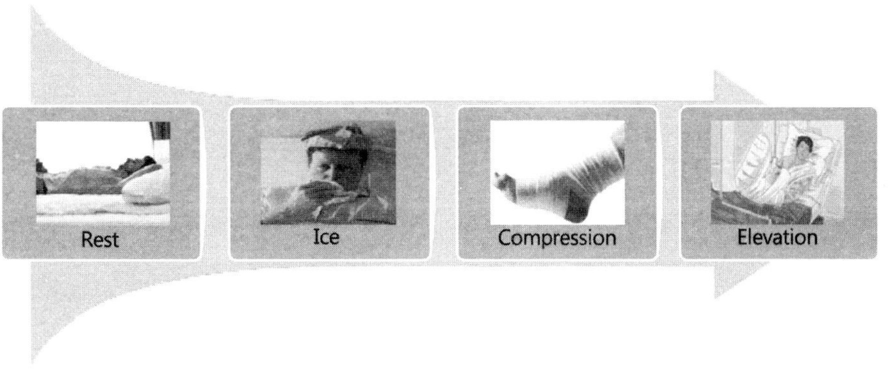

[그림 5-1] _ RICE 조치

3 _ 운동손상의 종류

운동손상은 뼈, 관절, 인대, 근육, 건에서 나타난다.

뼈Bone의 손상

뼈의 손상에는 골절과 피로골절이 있다. 골절Bone Fractures은 뼈 조각이 피부를 뚫고 나오는 개방 골절(복합 골절)과 폐쇄 골절이 있다. 개방골절은 인대 또는 근육 등의 연부조직 손상을 동반하는데 이것은 폐쇄골절보다 더 오랫동안 문제를 일으킬 수 있다.

피로골절Stress fractures의 진단은 우선 임상적으로 내려지지만 방사선 상으로 확인해야 한다. 피로골절은 1회의 힘으로 골절을 일으키는 역치 이하의 반복되는 물리적인 힘으로 인해 뼈에 형성된 미세 골절로 런닝 등 많은 스포츠에서 흔하게 일어나는 손상이다.

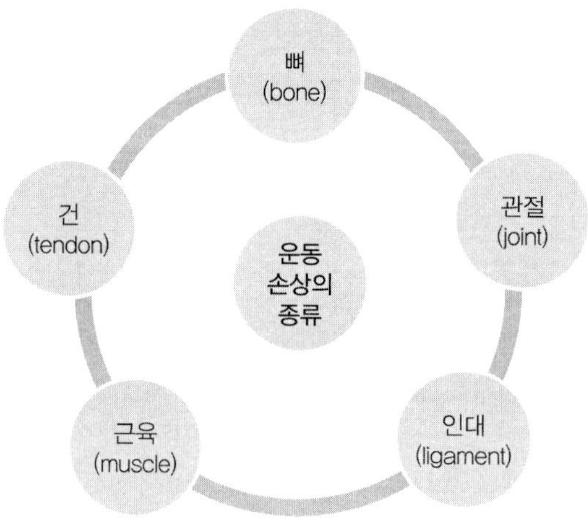

[그림 5-2] _ 운동손상의 종류

관절Joint의 손상

관절의 손상에는 탈구와 아탈구가 있다. 탈구Dislocation는 관절의 접촉면이 완전히 분리되는 것이고 아탈구subluxation는 관절면이 약간의 접촉이 유지된 상태이다. 탈구와 아탈구시에 관절을 둘러싼 관절막과 인대에 손상을 일으킨다.

관절연골Articular cartilage은 골단을 싸고 있는 관절 연골의 과사용 손상은 운동선수에서 흔히 볼 수 있다. 가장 흔한 부위는 슬개골의 하면이다.

인대Ligament의 손상

1도 염좌는 몇 개 섬유만, 2도 염좌는 인대의 상당 부분이, 3도 염좌는 인대의 전체가 파열된 상태이다

제1·2도 염좌에 대한 치료원칙은 조직 치유의 증진, 관절 강직은 예방하기 위한 운동, 더 이상의 손상방지를 위한 보호, 관절의 안정성을 도모하기 위한 근력강화 운동 등이다.

3도 염좌의 치료에는 수술적 치료와 보존적 치료가 있다. 수술적 치료는 파열된 두 인대의 끝을 복원시키는 데 약 6주간의 고정이 필요하다.

근육muscle의 손상

스트레인/파열, 타박상, 근육경련이 있다. 근육 섬유에 무리한 힘이 가해질 때 스트레인이나 파열이 일어난다. 스트레인의 치료도 출혈과 부종, 염증을 최소하기 위한 첫 응급치료가 필요하다.점진적인 근육 강화는 완전한 기능적 근력 회복을 위해 필요하다.

근육 타박상은 매우 흔한 손상으로서 특히 미식축구, 농구, 하키 같은 충돌이 많은 스포츠에서 빈발한다. 손상의 처치는 출혈과 부종을 최소화하여 전기 치료, 연부조직 마사지, 스트레칭 등으로 응혈을 빨리 흡수토록 하는 것이다. 더운찜질, 술 그리고 무리한 마사지 등은 출혈을 조장함으로 피하도록 해야 한다.

4 _ 골격근 손상 기전

근손상은 스포츠 현장에서 거의 일반적으로 발생하는 손상의 하나로 스포츠 상해를

입었던 모든 대상의 10~55%가 그러한 경험을 가지고 있다. 근손상은 좌상contusion, 염좌strain, 열상laceration에 의해 원인이 될 수 있다.

열상은 스포츠에서 발생하는 근 손상 중에 거의 흔하지 않다. 좌상contusion 또는 염좌strains 둘 중 어느 것이든지 손상과 관련된 모든 스포츠의 90% 이상에서 발생된다. 좌상은 근육이 급작스럽고 근육에 직접적인 구멍이 생긴 것처럼 무거운 압축력으로 당할 때 발생한다. 이 근 외상의 전형적인 종류는 스포츠에 접촉되는 장소에서 얻어진다. 반면에 sprinting과 jumping은 근염좌와 관련된 거의 일반적인 활동이다. 염좌는 과도한 장력이 근섬유들을 overstraining 하기 때문에 당하게 되고 결국은 근섬유 주변이 찢어지게 된다. 근염좌는 전형적으로 2개의 관절을 가로질러 수행하는 근육 표면에 관여한다.

근손상 병리

뼈의 손상을 치료하는 것부터 골격근의 치료를 구분하는 것은 치유과정repair process에 의해 골격근을 치료하는 것이고, 반면에 뼈에 치료는 재생과정regenerative process에 의한 것이다. 신체의 모든 조직이 손상을 입었을 때 상처와 같이 치료할 것이다. 그리고 그 이전에 상태보다 다른 조직이 된다. 그러나 뼈가 부러졌을 때 복구되는 조직은 그 이전에 존재 했었던 그 조직과 같은 것으로 된다.

손상된 골격근의 치료는 좌상, 염좌, 열상의 원인과 상관없이 실제로 변화 없는 양상이다. 3가지 유형으로 진행이 표현된다.

첫째, 파괴 단계: 근섬유들의 계속되는 괴사와 파괴 그리고 찢어진 근육 부스러기와 염증세포 반응 간에 혈종hematoma 형성에 의해 특징된다.

둘째, 복구 단계: 상처 난 부위 쪽으로 모세혈관이 내측 성장이 되는 것처럼 근 섬유의 재생과 상처 난 결체조직의 부산물이 생성되어 괴사된 조직의 식균작용이 지속된다.

셋째, 재복원 단계: 재생된 근섬유들의 성숙되는 동안의 기간, 상처 난 조직의 개조와 수축 그리고 근육의 능력 회복이 발생한다.

근육과 건의 상호작용

인간의 움직임은 근육과 건이 상호작용을 이루는 근건 복합체Muscle-tendon complex; MTC의 작용에 의해 이루어진다. 최근 개발된 실시간 초음파 분석장비real-time ultrasonography를 이용할 경우 생체 내에서 움직이고 있는 근육에 대한 관찰이 가능하다.

인간의 근육은 근섬유 동원력에 의해 발휘되는 힘force의 크기와 건의 수축 속도velocity 조절에 의해 효과적인 운동을 수행하도록 구성되어 있으며 이러한 구조를 바탕으로 근육과 건의 연합작용에 의해 파워power가 형성될 수 있다. 결론적으로 인간의 근육에 존재하는 근건 복합체(MTC)는 근육의 힘 발생과 건의 탄성을 조화롭게 연결함으로써 효과적인 움직임을 가능케 한다.

5 _ 운동재활의 의미와 운동재활프로그램

운동재활의 의미는 운동의 재활rehabilitation of exercise과 운동을 통한 재활rehabilitation through exercise로 나눌 수가 있다.

운동의 재활은 운동장애 즉 운동이 어려운 상태를 재활시키는 것을 말하고 운동을 통한 재활은 운동을 통해 신체적 기능저하를 정상적으로 회복시키는 과정을 말한다. 이러한 운동재활 프로그램의 내용과 순서는 재활레크리에이션, 체형운동재활, 운동재활마사지, 재활헬스로 구성되어 있다.

부록

[부록 1] 체격 · 체력 측정 카드

[부록 2] 운동처방에 따른 검사항목

[부록 3] 단계별 운동검사 및 기타 신체적성 검사 동의서

[부록 4] Guidelines for Exercise Testing and Prescription(ACSM, 2001)

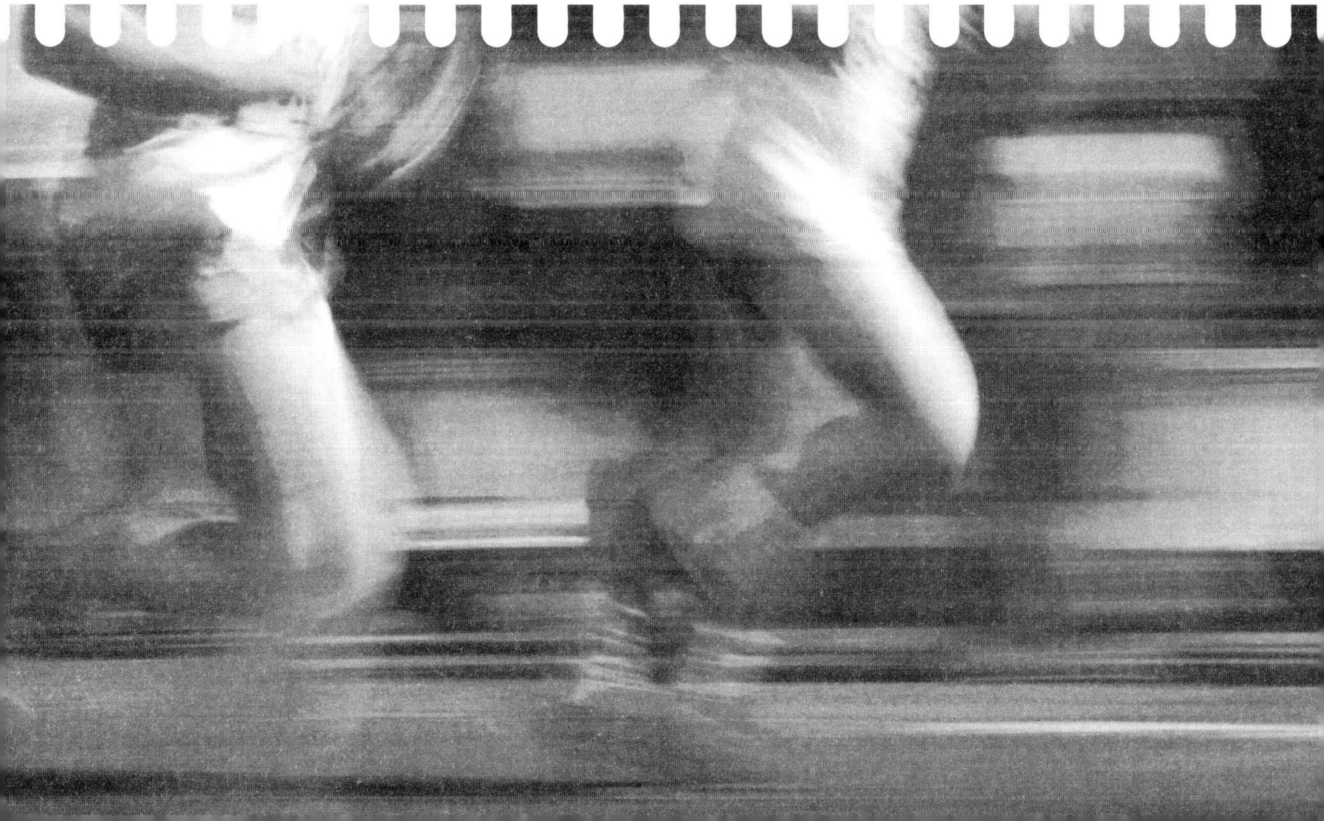

[부록 1]

체격·체력 측정 카드

<table>
<tr><td colspan="2">성 명:</td><td colspan="2">작성일자: 년 월 일</td></tr>
<tr><td colspan="4">성 별: 남 · 여 생년월일: 년 월 일 (연령: 세)</td></tr>
<tr><td colspan="4">체격측정</td></tr>
<tr><td>신 장</td><td>cm</td><td>흉 위</td><td>cm</td></tr>
<tr><td>체 중</td><td>kg</td><td>요 위</td><td>cm</td></tr>
<tr><td>경부위</td><td>cm</td><td>둔 위</td><td>cm</td></tr>
<tr><td rowspan="2">상완위</td><td>좌 cm</td><td rowspan="2">전완위</td><td>좌 cm</td></tr>
<tr><td>우 cm</td><td>우 cm</td></tr>
<tr><td rowspan="2">대퇴위</td><td>좌 cm</td><td rowspan="2">하퇴위</td><td>좌 cm</td></tr>
<tr><td>우 cm</td><td>우 cm</td></tr>
</table>

<table>
<tr><td colspan="3">체력측정</td></tr>
<tr><td rowspan="5">근력</td><td rowspan="2">악력</td><td>좌 kg</td></tr>
<tr><td>우 kg</td></tr>
<tr><td>배근력</td><td>kg</td></tr>
<tr><td rowspan="2">각근력</td><td>좌 kg</td></tr>
<tr><td>우 kg</td></tr>
<tr><td rowspan="2">유연성</td><td>체전굴</td><td>cm</td></tr>
<tr><td>체후굴</td><td>cm</td></tr>
<tr><td rowspan="2">순발력</td><td>제자리높이뛰기</td><td>cm</td></tr>
<tr><td>제자리멀리뛰기</td><td>cm</td></tr>
<tr><td rowspan="2">근지구력</td><td>윗몸일으키기</td><td>회/min</td></tr>
<tr><td>턱걸이</td><td>회</td></tr>
<tr><td rowspan="2">민첩성</td><td>전신반응검사</td><td>sec</td></tr>
<tr><td>반복횡단뛰기</td><td>회/20sec</td></tr>
<tr><td rowspan="2">전신지구력</td><td>왕복달리기</td><td>회</td></tr>
<tr><td>최대산소섭취량</td><td>ml/kg/min</td></tr>
<tr><td rowspan="2">평형성</td><td>눈감고 한발로 서기</td><td>sec</td></tr>
<tr><td>평균대걷기</td><td>sec</td></tr>
</table>

[부록 2]

운동처방에 따른 검사항목

건강진단Medical Check

- Medical History
- Life Style
- Exercise Habits
- Physical Examination
- Laboratory Test

신체적성 검사

- 심폐적성: Exercise Stress Test
- 근적성: Cybex, 근력계
- 신체조성: 체지방율, 골밀도, inbody
- 유연성: 체전굴
- 신경근 이완 평가: 반응시간

운동프로그램 처방

- 개별적 프로그램 처방

※ 운동 처방의 시작은 동의서 작성임.

건강도 평가

- 동의서 작성informed consent

운동검사 이전에 시행하는 경우도 있으나 검사 절차 설명, 검사 방법 안내, 검사의 위험도 통지, 검사에 대한 참여 여부의 서면 동의서를 작성 후 실시한다.

- 의학적 문진

◦ 개인의 병력

- 심장발작, 관상동맥 단락 이식술, 심장수술
- 흉부불쾌감, 운동성 불쾌감
- 고혈압: SBP, DBP
- 심장 부정맥
- 심장잡음Heart Murmurs, 클릭clicks 이상 등
- 류마티스 열rheumatic fever
- 발목 종창, 부기ankle swelling
- 말초혈관 질환, 정맥염, 색전
- 숨참, 어지러움, 실신
- 폐질환 : 천식asthma, 폐기종emphysema, 기관지염bronchitis
- 혈중 지질의 이상: TCH, LDL-C, TG, HDL-C
- 당뇨병, 뇌졸중stroke, 정서 장애emotional disorders
- 투약medication, 최근 질병, 입원, 수술, 약물 알레르기drug allergies
- 정형 외과적인 문제orthopedic problems, 관절염arthritis
- 기타

◦ 가족력
- 관상동맥질환coronary artery disease: 발생연령과 상태
- 급사sudden death, 선천성 심장질환congenital heart disease,기타 심장 질환
- 고혈압, 뇌졸중stroke, 당뇨병

◦ 생활양식life style
- 흡연: 양, 기간, 후유증, 시기
- 알코올, 콜라, 커피 등 기호 식품
- 식사습관
  - 기타unusual habits
  - 정신적인 문제: 불면, 과도한 긴장, 공포, 불안

- 사회적 문제
- 운동습관
  - 운동 종류type
  - 운동 기간period
  - 운동 강도intensity
  - 운동 지속시간duration
  - 빈도frequency

• 이학적 검사physical examination

- 체중 및 신체 조성: 현재 체중과 표준 체중의 비교, 적정 체중에 대한 과(소) 체중 여부, %fat 측정
- 정형외과적 문제: 관절염, 골, 근육 이상 여부
- 급성 질병: 전염성 질환, 간염, 폐렴, 위경련, 장질환 등
- 기타 문진을 통하여 밝혀져야 할 요소로서는 심장혈관계의 심박수의 강약과 규칙성, 혈압, 촉진palpation으로 경동맥파carotid artery pulse, 대퇴동맥파, 발동맥파 그리고 심장의 청진으로 잡음. 분마음, 클릭, 마찰음, 경동맥, 복부동맥, 대퇴동맥의 잡음, 부종edema, 황색종 및 황색판종이다 이러한 현상들은 검사실 검사 이전까지는 이상 유무에 대해 pass/fail 개념으로 진단하고 검사실 검사부터는 수량화, 개량화 평가를 하여야 한다

• 검사실 검사laboratory test

- 심장기능cardiac function: – 심전도, X-ray, 초음파 심장기록, MRI
- 폐기능pulmonary function: – spirometer 이용, TV, IRV, ERV, RV, VC, FVC, IC, FRC, TC, FEV0.5, FEV1.0, MVV
- 혈액소견blood findings: 혈액학적 소견, 혈액화학적 소견
- 뇨소견urine findings: 요화학(포도당, 단백질), 비중, 현미경 소견

[부록 3]
단계별 운동검사 및 기타 신체적성 검사 동의서

단계별 운동검사 동의서

• 검사 목적:

나는 본인의 신체적성 상태를 조사할 목적으로 시행하는 운동과 관련된 심장, 허파 및 심혈관 능력, 그리고 신체조성, 근지구력, 근력 및 유연성 검사에 대해 이해하고 있다.

• 검사 절차:

나는 이 검사들이 트레드밀, 자전거 또는 계단에서 시행된다는 것을 알고 있다. 이 검사들은 심장과 허파 그리고 혈관계에 부담을 가중시키도록 구성되었으며, 완전히 지칠 때 까지 운동을 해야 하며, 위험 징후가 발생할 수 있다는 사실도 알고 있다. 검사 도중에 심박수, 혈압, 심전도가 주기적으로 측정되며, 안정 시에는 체지방 측정계를 이용하여 신체 조성 및 비만도가 측정되는 것을 알고 있다. 또한 근지구력과 근력은 장비를 이용하여 측정되며, 유연성은 앉아서 상체 앞으로 굽히기 동작을 이용하여 측정된다는 것을 나는 알고 있다.

• 잠재적 위험:

나는 검사 도중에 신체 이상이 발생할 수 있다는 것을 이해하고 있다. 여기서 언급된 신체 이상에는 부정맥, 비정상적 혈압 반응, 드물지만 심장 마비, 근육과 관절의 경직이나 상해가 포함되어 있다.

• 기대 이득:

나는 이 검사를 통하여 본인의 신체적성 수준과 잠재적인 위험에 대해 알게 될 것이다. 이 결과들은 본인의 운동 처방에 도움을 줄 것이다.

나는 이 자료를 읽어서 이해하고 있다. 검사 절차에 대한 문제들도 충분하게 설명되었다. 나는 검사 도중에 대답을 하지 않을 수 있으며, 어떤 특정한 검사는 거부하고 참가하지 않을 수도 있다. 이 검사 결과는 신뢰할 수 있으며 본인의 동의 없이 타인에게 자료가 개방되어서는 안 된다. 그러나 이 자료는 본인의 개인 정보가 포함되지 않은 상태에서 다른 검사를 위한 기초 자료로 사용될 수 있다는 점은 동의한다.

고 객 서명 ____________ 날짜 ________

보증인 서명 ____________ 날짜 ________

신체적성 프로그램 동의서

• 일반적인 프로그램 목적과 절차:

이 신체적성 프로그램에는 심폐계와 근골격계를 발달시키고 신체 조성을 변화시키기 위한 운동이 포함되어 있다는 것을 알고 있다. 이 운동에는 유산소성 운동으로서 트레드밀 걷기, 뛰기, 자전거 타기, 노젓기, 유산소성 단체 운동 및 수영 등이 포함되며, 근력 및 근지구력 운동을 위해서 미용체조와 웨이트트레이닝이 실시될 뿐만 아니라 관절 가동 범위 증대를 위해 유연성 운동이 실시된다는 것을 알고 있다.

• 잠재적 위험:

나는 운동 시심장과 허파 그리고 혈관계통의 반응을 항상 정확하게 예측할 수 없다는 것을 안다. 운동 중이나 운동 후에 비정상적인 위험이 나타날 수 있으며 그 형태로서 부정맥, 비정상적인 혈압반응, 심장의 효능 저하 그리고 드물게 심장마비가 나타날 수 있다는 것을 나는 알고 있다. 또한 준비운동이나 점진적인 운동 강도 없이 운동을 함으로써 골격근의 과도한 긴장, 근육통 및 상해발생이 있을 수 있다는 것도 알고 있다. 이 프로그램과 관련된 안전 사항은

게시되어 있으며 숙련된 요원들은 위험 발생을 최소화하기 위하여 항상 근접하여 감독할 것이다. 숙련된 요원들은 심폐 소생술 훈련을 받았고 정기적으로 훈련을 계속하고 있는 전문가들이다. 모든 장비들도 정기적으로 점검되고 유지되고 있다.

- 잠재적 이득:

나는 심장과 허파, 근육, 관절을 위한 규칙적인 운동 프로그램이 대단히 유익하다는 것을 알고 있다. 이 프로그램을 통하여 체지방과 혈중지질 그리고 혈압이 감소하며 정신적으로 건강해짐으로써 심장질환의 위험성이 감소하게 될 것이다.

나는 이 자료를 읽어서 이해하고 있다. 읽는 도중에 발생한 의문들도 충분하게 설명 받았다. 나는 원할 경우 어느 때라도 이 프로그램을 중단할 수 있으며, 설문이나 면담 중에 답변을 하지 않을 수도 있다. 이 프로그램에서 나타난 본인의 자료는 개인 정보로서 비밀이 보장되어야 하며 사전 동의 없이 타인에게 개방되어서는 안 된다. 그러나 이 자료는 본인의 개인 정보가 포함되지 않은 상태에서 통계나 과학적인 목적으로 사용될 수 있다는 점은 동의한다.

고 객 서명 ____________ 날짜 ________

보증인 서명 ____________ 날짜 ________

[부록 4]

Guidelines for Exercise Testing and Prescription(ACSM, 2001)

건강관련 운동 검사 동의서

- 운동 검사 설명:

당신은 자전거나 트레드밀에서 운동 검사를 하게 될 것입니다. 운동 강도는 쉬운 단계에서 시작하여 체력이 허용하는 단계까지 증가됩니다. 당신이 피로해졌다고 판단되거나 본인이 피로감이나 불편함 때문에 운동을 중단하고자 하면 운동을 중단합니다.

- 위험과 불편한 느낌:

검사 도중에 신체적 변화가 일어날 수 있습니다. 그 변화에는 비정상적 혈압, 실신, 심박동 이상, 드물지만 심장마비, 뇌졸중 또는 사망 사고까지 포함됩니다. 이러한 위험의 발생을 최소화하기 위하여 건강과 신체적성과 관련된 정보를 사전에 면밀히 분석하며 검사 도중에도 철저하게 관찰할 것입니다. 응급 장비와 숙련된 전문가는 혹시 나타날 수도 있는 비상 상황에 대비하고 있습니다.

- 고객의 책임:

고객의 건강 상태나 운동 시 느꼈던 평소와 다른 느낌은 운동 검사의 안전성과 가치에 영향을 주게 됩니다. 운동 검사 중에 나타나는 느낌을 곧바로 말해주는 것도 중요합니다. 검사원이 질문할 때 숨김없이 대답하는 것이 고객의 책임입니다.

- 기대 이득 :

운동 검사에서 얻은 결과는 고객의 질병을 진단하거나, 고객에게 위험성이 낮은 운동을 처방하는데 도움을 줍니다.

• 질문:

이 운동검사에서 사용되는 절차나 기능적 능력의 기준 값에 대해 의문이 있다면 언제든지 자세한 설명을 요구하시기 바랍니다.

• 서명:

이 운동 검사를 수행하기 위해서는 고객의 서명이 있어야 합니다. 검사에 대한 서명은 고객의 자유이며, 검사 도중 어느 때라도 고객이 원한다면 검사를 중단할 수 있습니다.

나는 이 자료를 읽어서 내가 수행하게 될 검사 절차를 알고 있습니다. 이 검사에 참여하는 것에 동의합니다.

고 객 서명 ____________ 날짜 ________

보증인 서명 ____________ 날짜 ________

질 문 ______________________________

답 변 ______________________________

내과 의사나 대표 ______________________

서 명 ______________________________

건강검진을 위한 문진

이 설문지에 성의 있게 기입해 주시기 바랍니다. 이 설문내용은 건강진단과 운동 처방에 귀한 자료가 됩니다.

• 의학적 문진

◦ 일반사항

- 마지막으로 의사의 검진을 받은 것은 언제입니까? ____년 ___월 ___일
- 약물, 음식, 기타 물질에 대한 알레르기가 있으면 모두 적으세요.

____

- 만성질병이 있으면 병명을 적어 주십시오.

  병　명: ______________________________

  병원명: ______________　　년월 : ____년 ___월 ___일

◦ **과거력** (지난 12개월 동안)　※ (　)안에 ○, ×로 표시하세요.

- 병원(의원)에서 치료를 받은 일이 있다.　(　)
- 체중이 2－3kg 이상 변동한 일이 있다.(　)
- 체중 조절을 위해 식사조절이나 운동을 했다.　(　)
- 정신을 잃은 일이 있다.　(　)
  지주 잠을 설친다.　(　)
- 시야가 흐려지거나 눈앞이 캄캄해진 일이 자주 있다.　(　)
- 심한 두통이 있거나 자주 두통이 있다.　(　)
- 기침이나 담(가래)이 많은 편이다.　(　)
- 일시적으로 언어 장애를 일으킨 일이 있다.　(　)
- 이유 없이 신경과민이 되거나 불안을 느낀 일이 있다.　(　)
- 심장이 불규칙하게 뛰는 것을 느껴본 적이 있다.　(　)
- 이유 없이 가슴이 두근거린 일이 있다.　(　)

◦ **현병력**

  길을 빨리 걷거나 계단이나 오르막을 오를 때 같은 나이의 다른 사람 보다 숨이 많이 찬다.　(　)

- 앉았다가 일어날 때 자주 어지럼증(현기증)을 일어다.　(　)
- 팔, 다리 혹은 신체 다른 부위에 감각이 눈하거나 이상한 곳이 있다.(　)
- 날씨가 춥지 않는데도 손, 발이 차고 시리다.　(　)
- 다리나 발목이 부을 때가 있다.　(　)
- 걸음을 걸을 때 다리에 통증이 생겨서 고통스럽거나 걸음을 멈추어야만

할 때가 있다. ( )

- 혈압이 높다는 말을 들은 적이 있다. ( )
- 혈액검사에서 콜레스테롤 또는 지방이 높다는 말을 들은 적이 있다. ( )
- 의사로부터 병에 대한 치료나 건강을 위해서 운동을 하라는 지시를 받은 적이 있다. ( )
- 뼈, 관절, 근육 등 운동에 지장을 줄만한 어떤 문제를 가지고 있다. ( )
- 당뇨병이 있거나, 소변에 당이 나온다는 말을 들은 적이 있다. ( )

  ※ 들은 적이 있다면 현재하고 계신 치료 방법은?

  식이요법( ) 운동요법( ) 약물요법－인슐린 복약( ) 치료하지 않음( )
- 아래와 같은 심장병을 가졌다고 들은 적이 있다.

  고혈압 ( ) 협심증 ( ) 동맥경화 ( ) 심부전 ( ) 심근경색증 ( )

  심장판막증 ( )

◦ 가족력

- 가까운 가족 가운데 아래와 같은 질환을 가진 분이 있다. ( )

  ※ 있다면 보기에 해당하는 란에 표시하고, 그 사람과의 관계를 적으세요.

[보기]

❶ 가족 중에 이 질환을 가지고 있으나 생존 중

❷ 가족 중에 이 질환을 가지고 있으나 60세 이상 생존했음.

❸ 가족 중 1명이 이 질환으로 60세 이전에 사망

❹ 가족 중 2명 이상이 이 질환으로 60세 이전에 사망

- 심장질환 ❶( ) ❷( ) ❸( ) ❹( ) 관계:________
- 고혈압 ❶( ) ❷( ) ❸( ) ❹( ) 관계:________
- 뇌졸중(중풍) ❶( ) ❷( ) ❸( ) ❹( ) 관계:________
- 당뇨병 ❶( ) ❷( ) ❸( ) ❹( ) 관계:________

참고문헌

고영완(1997). 체력평가와 운동처방. 서울: 도서출판 홍경.

대한 보건학회(1998). 건강생활을 위한 보건소식.

고성경(2001). 스포츠의학. 서울: 도서출판 홍경.

허만동·장진·윤현·이경렬·신재숙·최지환(2012). 신체활동과 건강. 서울: 광림북하우스.

Belcastro, A. N., Bonen, A. (1975). Lactic acid removal rates during controlled and uncontrolled recovery exercise. Appl Physiol. 39(6):932-936.

Darcy, P. (2001). ACSM'S resource manual for guidelines for exercise testing and prescription.-4thed. 3-16.

Ezmerli, N. M. (2000). Exercise in pregnancy. Prim Care Update Ob Gyns. 7(6): 260-265.

Lanningham-Foster L. 1., Jensen T. B., Foster R. C., Redmond A. B., Walker B. A., Heinz D., Levine J. A. (2006). Energy expenditure of sedentary screen time compared with active screen time for children. Pediatrics. 118(6):1831-1835.

Pollock, M. L. & Wilmore, J. H.(1999). Exercise in Health and Disease; Evaluation and prescription for prevention and Rehabilitation. 3rd ed. W. B. Saunders Company. Philadelphia.